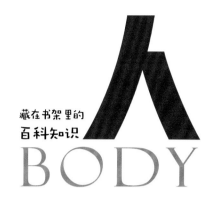

藏在书架里的
百科知识

人体
BODY
体

进子 / 编

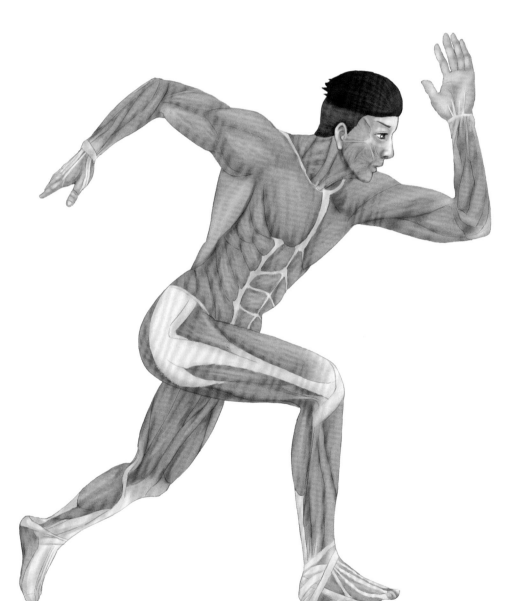

化学工业出版社

· 北 京 ·

图书在版编目（CIP）数据

人体/进子编．—北京：化学工业出版社，2023.2
（藏在书架里的百科知识）
ISBN 978-7-122-42632-1

Ⅰ．①人… Ⅱ．①进… Ⅲ．①人体-少儿读物
Ⅳ．①R32-49

中国版本图书馆CIP数据核字（2022）第229052号

责任编辑：龙　婧　　　　　　　　　　责任校对：王　静

出版发行：化学工业出版社（北京市东城区青年湖南街13号　邮政编码100011）
印　　装：北京尚唐印刷包装有限公司
889mm×1194mm　1/16　印张5　　　　2023年4月北京第1版第1次印刷

购书咨询：010-64518888　　　　　　　　售后服务：010-64518899
网　　址：http://www.cip.com.cn
凡购买本书，如有缺损质量问题，本社销售中心负责调换。

定　　价：58.00元

前言

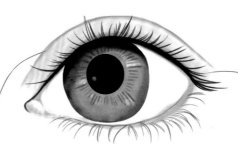

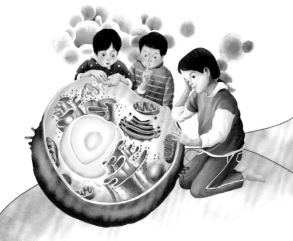

人的身体就像一台精密无比的仪器，从白天到夜晚一直在辛勤地工作着。在各个"零部件"的通力合作下，人体有序地运行着。

那么，人的身体里面有什么？让我们来看看吧。瞧，这里有神奇的DNA，携带着决定人体生长发育的遗传信息；有一块块衔接在一起的骨头，支撑着人的身体；有无处不在的神经，在器官和大脑之间传递信息；还有能干的消化系统，摄取食物、消化吸收营养物质，并将消化吸收后的残渣以粪便的形式，通过肛门排出体外……

人体的"零部件"可不止这些，你想了解更多吗？那还等什么，快快走进《人体》一书，探索人体的奥秘吧！

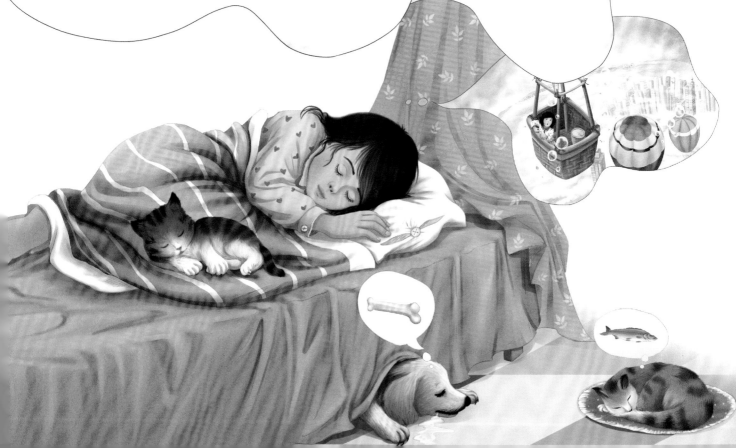

目录

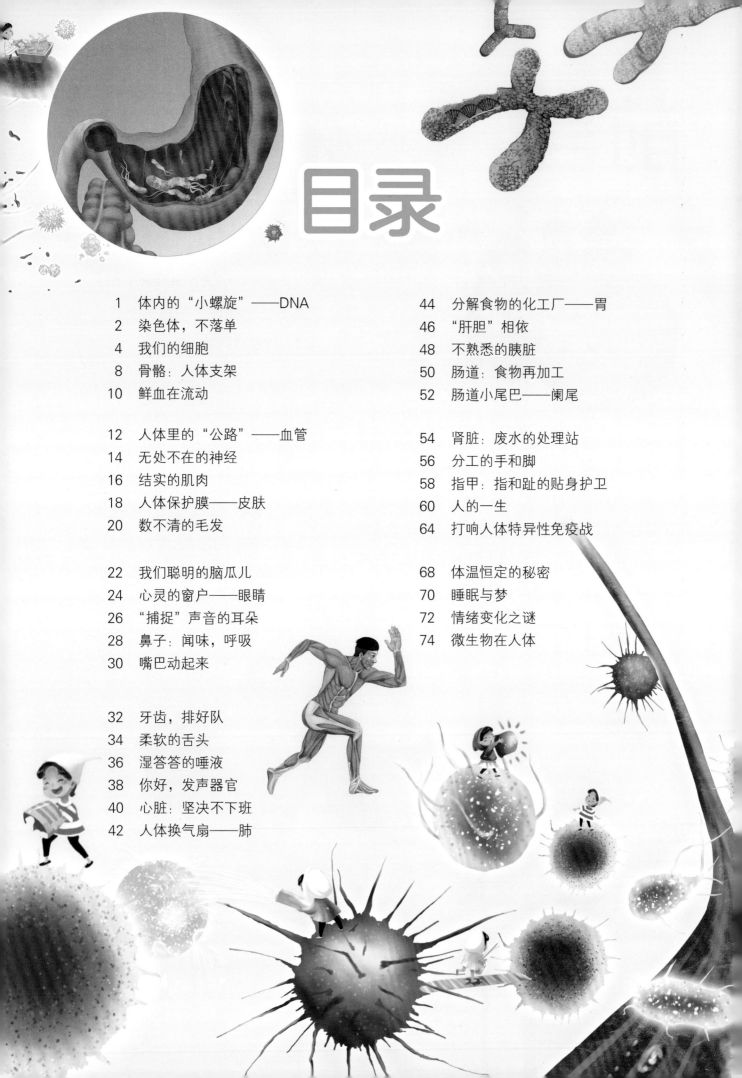

体内的"小螺旋"——DNA

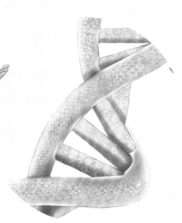

我们的身体是如何运转的？为什么我们长成这副模样？这两个看似不相关的问题实则有一个共同的答案，那就是藏在每个人体内的"小螺旋"——DNA。

📖 生命的螺旋

DNA是"脱氧核糖核酸"的英文缩写。人类的DNA存在于人体的细胞里，指导细胞的工作，让人体可以生长、发育，使人的生命机能可以正常运作。

📖 基因名片

一条长长的DNA"螺旋阶梯"中，携带着遗传信息的一段阶梯就是"基因"。我们该长什么样子，有着什么样的性格，脏器的功能如何，等等，都是基因与环境相互作用的结果。

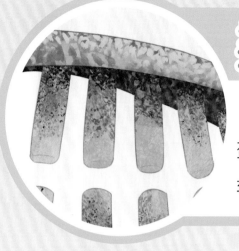

染色体，不落单

基因所在的长链DNA紧紧地缠绕在一种名叫"组蛋白"的蛋白质上，这就构成了染色体，它们就像U盘一样存储着基因携带的遗传信息。

📖 成双成对

人体里总共有46条染色体，染色体十分怕寂寞，因此会两两结伴在一起。两条染色体结合的部位被称为"着丝点"。根据着丝点位置的不同，每对染色体组合成了不同的形状。

📖 决定性别的 X、Y

在23对染色体中，有22对是常染色体，剩下1对是性染色体。男性和女性有相同的常染色体，以及不同的性染色体。女性的性染色体是两条大小与形态完全相同的"X染色体"，男性的性染色体中有一条是"X染色体"，另一条是比"X染色体"小得多的"Y染色体"。

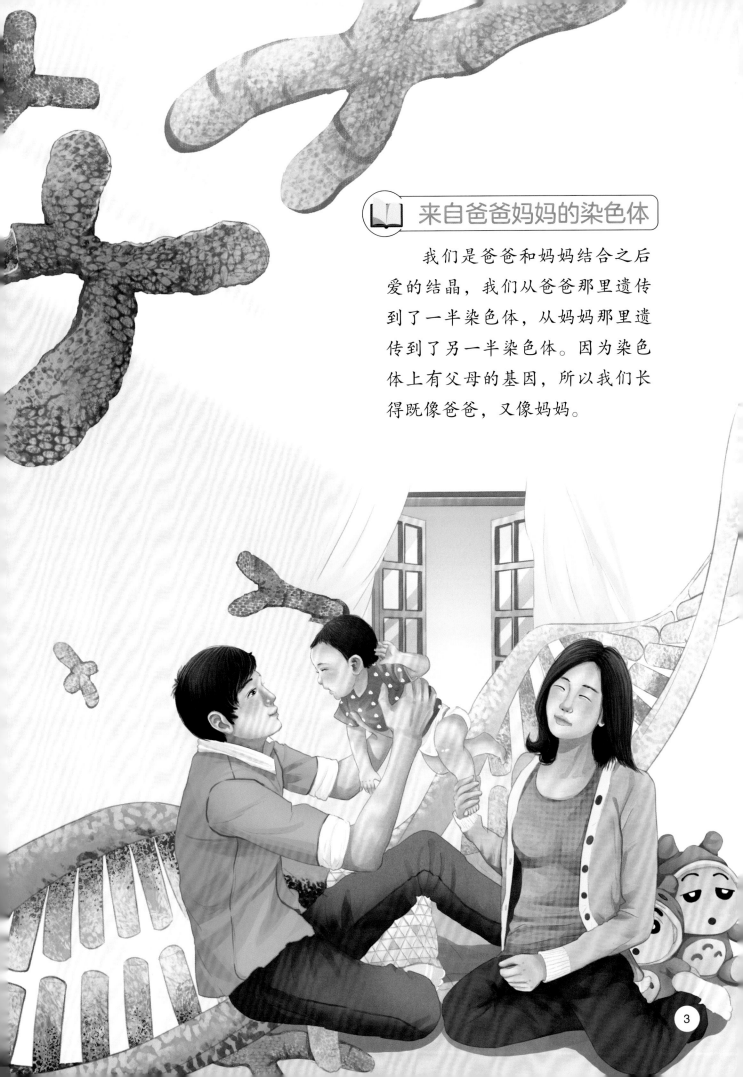

来自爸爸妈妈的染色体

我们是爸爸和妈妈结合之后爱的结晶，我们从爸爸那里遗传到了一半染色体，从妈妈那里遗传到了另一半染色体。因为染色体上有父母的基因，所以我们长得既像爸爸，又像妈妈。

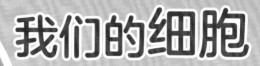

我们的细胞

　　毫不夸张地说，包括人在内的大多数生物体，都是由微小的细胞构成的。细胞是人体结构、功能以及生命活动的基本单位。它们就像砖瓦一样，构建起人体的生命大厦。

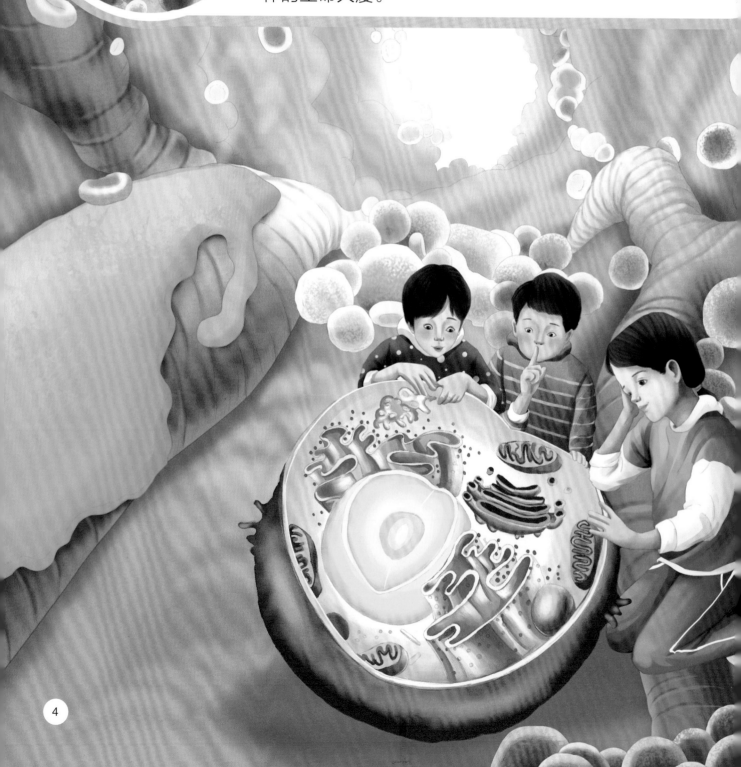

📖 细胞之国

地球上的人加起来有70亿，但你一定想不到，人身体里的细胞就有40万亿～60万亿，它们可以分成数百个不同的种类。每种细胞都有专属的工作，各细胞之间还会通力合作。

📖 形状有不同，寿命有长短

根据工种不同，细胞们有不同的"体形"。即便是同一工种的细胞，体形也不是一成不变的，比如脂肪细胞。当人体长时间摄取很多高热量食物，或者运动量特别少时，脂肪细胞内就会堆积"油珠儿"，细胞也就会被撑得圆滚滚的；当一个人减肥成功时，脂肪细胞就会萎缩，瘦下来。另外，每分钟都会有很多细胞死亡，马上又有新的细胞补充上来，不同的细胞寿命也不一样。

"秘术"——细胞分裂

细胞有一门祖传的"秘术"，可以将自己一分为二，分裂出另一个新细胞。在分裂过程中，细胞还会把自己的染色体和DNA复制一组，分给新细胞。当我们的身上有伤口时，细胞就会施展这门秘术，不断制造新细胞来帮助伤口愈合。

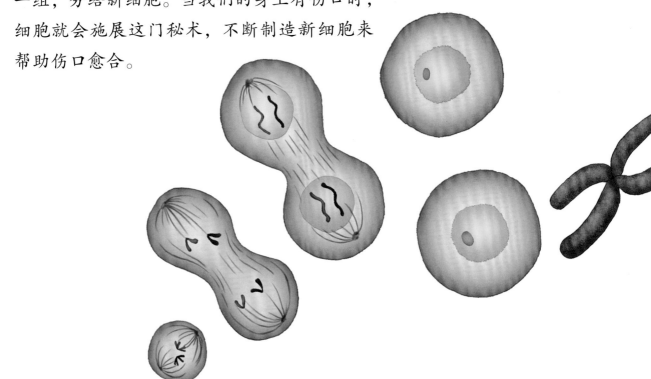

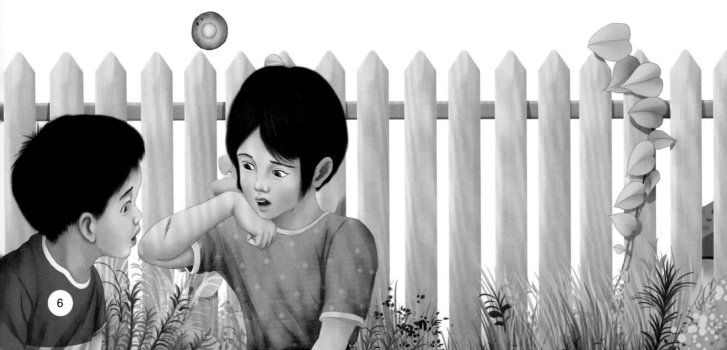

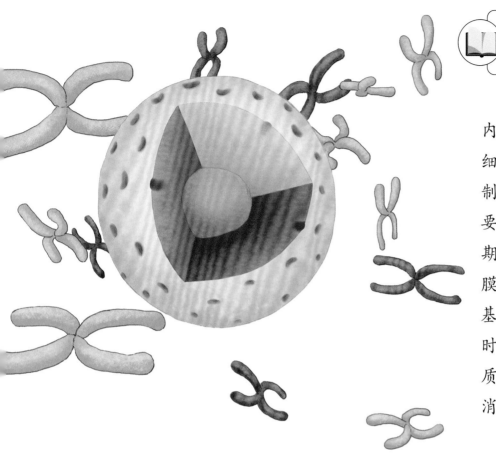

遗传信息大厅——细胞核

　　除红细胞外，人体内的细胞都至少有一个细胞核。它是贮存、复制和转录遗传物质的主要场所。在细胞分裂间期，细胞核主要由核被膜、染色质、核仁、核基质等组成；细胞分裂时，核被膜分解，染色质凝缩成染色体，核仁消失。

癌细胞——细胞的"叛变"

　　当人体遭受射线辐射、致癌物、病毒等侵袭时，体内的细胞很有可能会"叛变"，变异为恐怖的癌细胞。能无限增殖的癌细胞"大军"会破坏正常的细胞组织，还能经由淋巴系统或循环系统侵入人体的其他部分，令人遭受病痛的折磨，甚至失去生命。

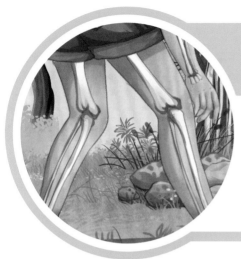

骨骼：人体支架

想一想，为什么我们可以站在地面上，而不会像一坨肉一样瘫倒？是什么支撑着我们站立？摸一摸自己的膝盖或脚踝，你应该就猜到了，答案就是：骨骼。

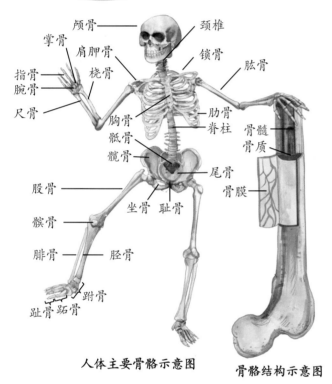

颅骨　颈椎
掌骨　肩胛骨　锁骨
指骨　桡骨　肱骨
腕骨
尺骨　胸骨　肋骨
骶骨　脊柱　骨髓
髋骨　骨质
尾骨
股骨　坐骨　耻骨　骨膜
髌骨
腓骨　胫骨
跗骨
趾骨　跖骨

人体主要骨骼示意图　　骨骼结构示意图

空心的硬骨头

人体骨骼的成分主要是有机类物质、无机盐类物质和水。有机质令骨骼有韧性，无机质令骨骼比混凝土还要坚固。因为骨头是空心的，所以我们能跑能跳，行动轻盈。在成年人体内，总共有206块这样的骨头，大多数骨头相互连接，组成了一副完整的骨架。人的大脑、内脏等器官都装在骨架里，被骨架保护着，不容易受到伤害。

骨头里面有什么？

空心的骨头里有什么呢？让我们钻进去瞧一瞧吧！骨头表面是有血管和神经的骨膜；穿过最外层坚硬的骨密质，就是蜂巢状的骨松质；骨松质再往里是骨髓腔，里面的骨髓具有造血功能；除此之外，骨头内还有大量的细胞。若是骨头不小心断裂了，那些细胞就会立刻出动，对断裂处进行修复。

活动筋骨

　　两块或两块以上骨之间的间接联结装置就是关节。因为有了关节，我们才能弯腰、屈膝、伸展双臂，做各种各样的动作。但骨骼的活动范围是有限度的，我们再怎么屈膝，也只能向一个方向屈折。还有一种连接骨与骨的纤维组织——韧带。它或附着于骨的表面，或与关节囊的外层融合，以加强关节的稳固性，避免不必要的损伤。

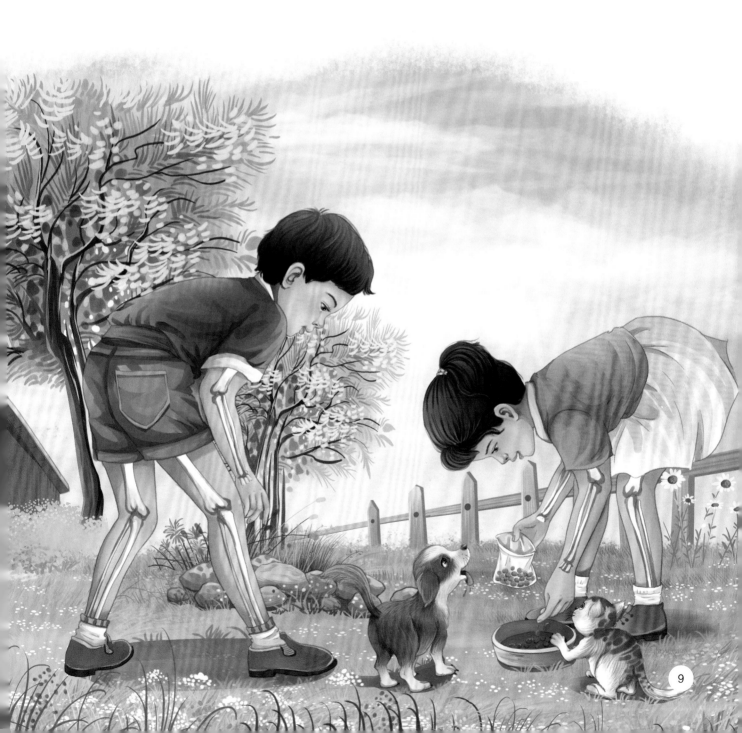

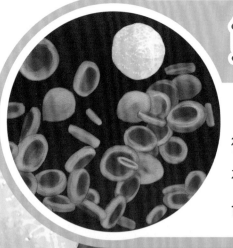

鲜血在流动

若要评选人体内哪家"公司"最劳苦功高，血液循环系统一定有资格参选。每时每刻，血液都不停地在人体全身上下到处流动，一旦它们停下来，人的生命就岌岌可危了！

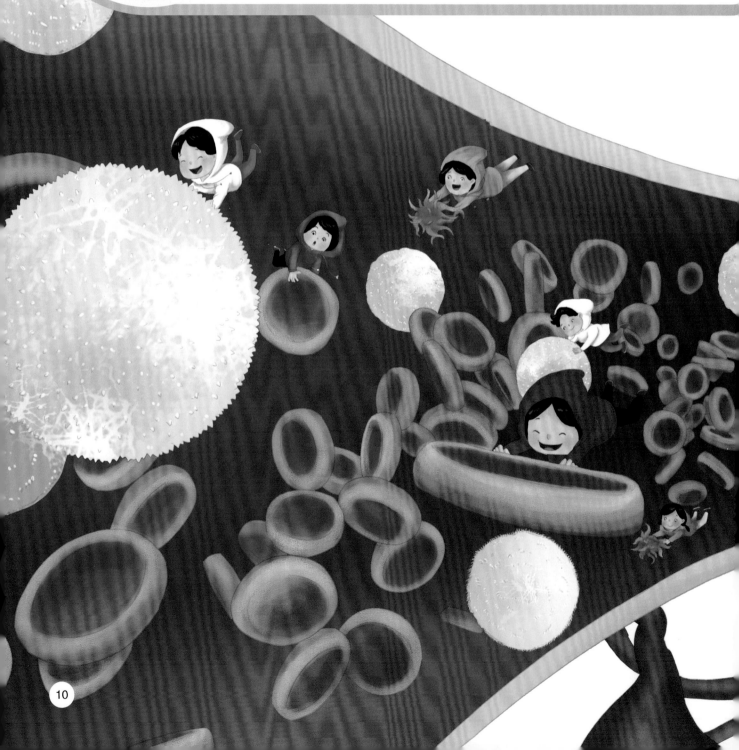

三大工种

在人体内，血液主要负责为身体各处运送氧气和营养，同时带走二氧化碳、尿酸等废物。血液的"员工"可分为三大工种：运输的主力红细胞，它们在血液中数量最多，因此血液为红色；保卫科白细胞，它们负责巡逻守卫，消灭入侵病菌；负责医疗维护的血小板，它们会在身体受伤时聚集到伤口处，释放促进血管收缩和血液凝固的物质，帮助伤口结痂（jiā）直至愈合。

红细胞　　血小板　　白细胞

血型配一配

人失血过多，将会面临生命危险。这时，如果有人能输血给他，就可以救他一命。前提条件是，两个人的血型必须相符。根据红细胞膜上所含的抗原的不同，人的血液通常分为O型、A型、B型和AB型。原则上输血需要输同型血，但在紧急情况下，AB型可以接受任何型，O型可以输给任何型。

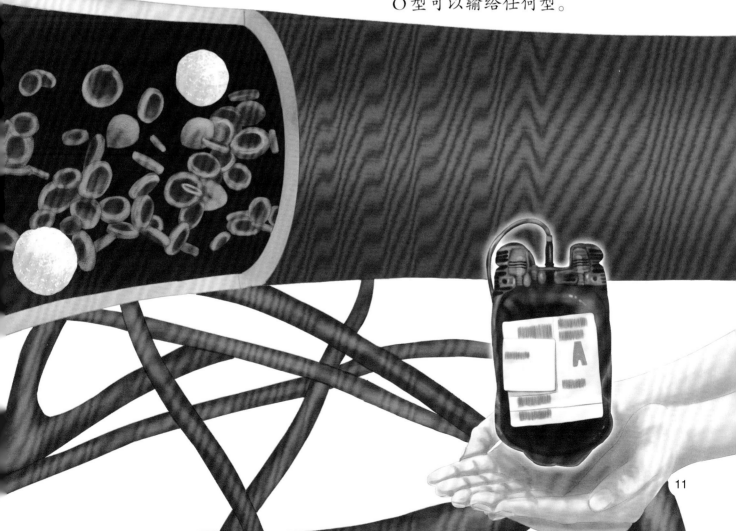

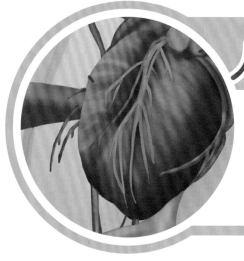

人体里的"公路"——血管

血管就像一个巨大的公路网，除了角膜、毛发、指甲、牙釉质及上皮等处，人体内就没有它覆盖不到的地方，血液就是经由"血管公路"流动到人体各处的。

动脉：从心脏到全身

血液从心脏出发，首先驶入名为"动脉"的血管。动脉的管壁较厚并富有弹性，可以变宽或变窄，从而与心脏一起确保有足够强的血压推动血液在血管里流动。

毛细血管：上门服务

毛细血管非常细小，人体的大部分器官上都分布着毛细血管。它们可以将血液运送到身体的组织里，给细胞补给氧气、能量和其他营养物质，同时还能带走对人体有害的代谢物质。

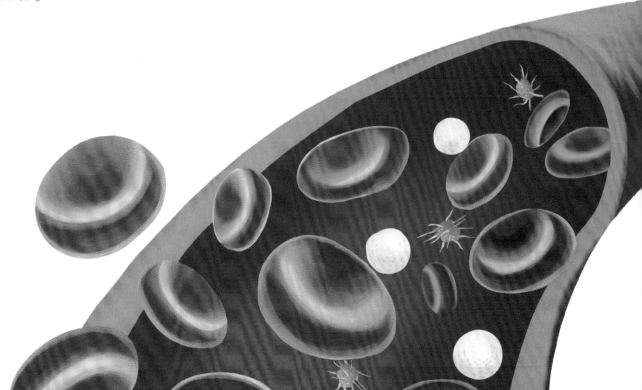

静脉：从全身回心脏

从肺部和身体其他部分流回心脏的血液，都要经过静脉。血液先是从右毛细血管流进小静脉，再从小静脉流进更宽的静脉管道中，最后注入右心房。静脉将血液运回心脏，承受的压力比较低，所以血管壁比动脉血管的薄，弹性也有限。正因为静脉血压比较低，可能会出现血液回流，为了防止这种情况，静脉里有许多"单向阀门"，让血液只能向心脏流动。

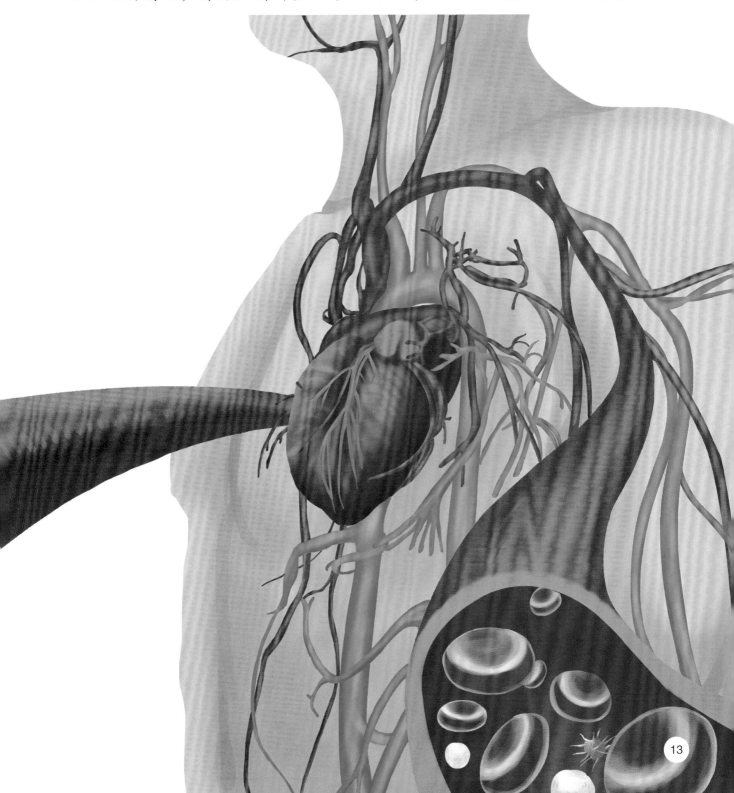

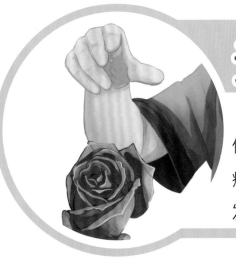

无处不在的神经

假如你不小心被玫瑰花刺扎伤了，会发生什么？你应该会感到手指刺痛，同时立刻收回手。不论是刺痛的感觉还是缩手的动作，都是在神经系统的控制下发生的。

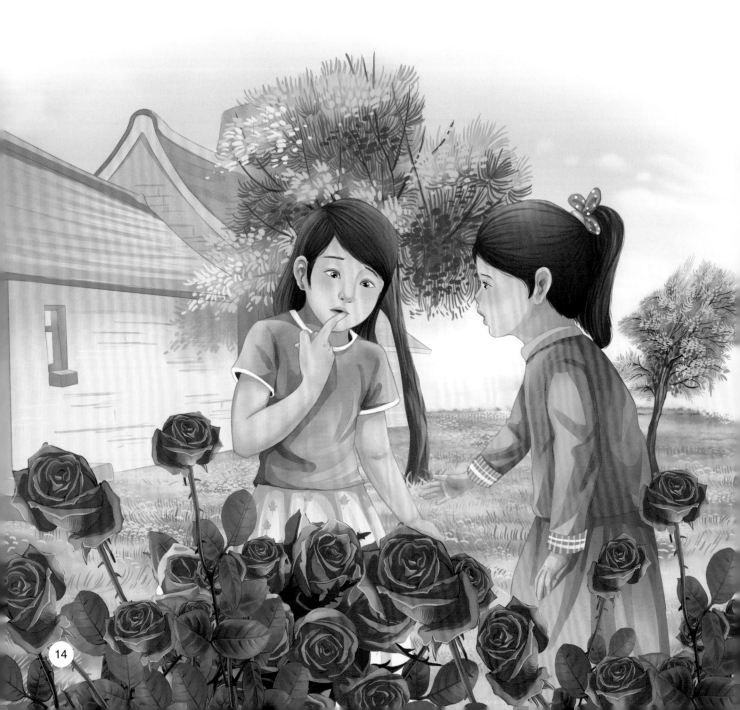

📖 报信的神经元

你知道吗？我们的身体里从头到脚都分布着复杂的"神经系统"，我们想做什么，可以做什么，都是由神经系统主导的。构成神经系统的细胞叫"神经元"，它的作用就是接收外界的刺激，然后在神经系统内传递信息。

📖 当触碰玫瑰花时

看到美丽的玫瑰花，你的大脑告诉你要去触碰它，于是你伸出了手。这时，神经元就已经在做准备了。在你被花刺刺中的瞬间，感觉神经元会立刻将疼痛的信号从手指传递到大脑，告诉大脑："手好痛。"

📖 把手缩回来

大脑感知到了痛的信号，立即下达"把手缩回来"的命令。运动神经元接收到信号后，会沿着骨骼肌迅速传递神经冲动，令肌肉收缩。手立即以极快的速度缩回来，在这一瞬间，神经元就完成了大量的工作。

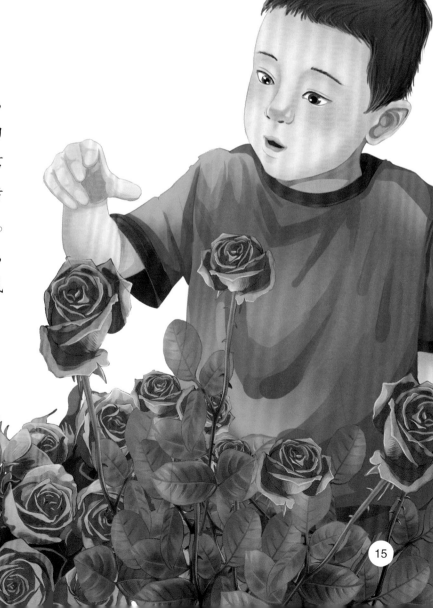

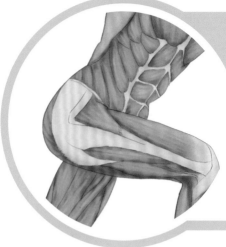

结实的肌肉

肌肉是人体力量的源泉，无论你是站着还是坐着，是趴着还是躺着，肌肉一直在不知疲惫地工作，完成身体要做的各种动作，同时维持内脏的活动。

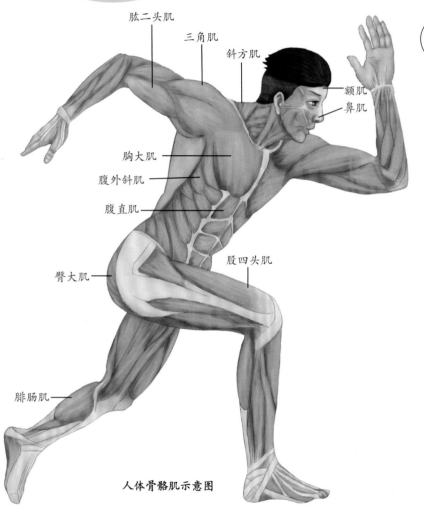

肱二头肌
三角肌
斜方肌
额肌
鼻肌
胸大肌
腹外斜肌
腹直肌
臀大肌
股四头肌
腓肠肌

人体骨骼肌示意图

肌肉的类型

人体共有大小600余块肌肉，按照结构和功能划分，可以分为骨骼肌、平滑肌和心肌。骨骼肌是分布在头、颈和肢体上的肌肉，通常附着在骨骼上，手臂上的肱二头肌、肚子上的腹肌等都属于骨骼肌。平滑肌是构成内脏和血管的肌肉，人在消化食物时就是平滑肌在工作。心肌则是组成心脏的肌肉，它能进行有节律而不受意志支配的收缩，故为"不随意肌"。

如钢缆般坚韧

构成肌肉的细胞叫"肌纤维"，人体内大约有60多亿肌纤维。一根根肌纤维就像一根根钢丝，当"钢丝"紧紧地束在一起，就形成了如钢缆般既有韧性又有张力的结实肌肉。

16

收缩就是力量

组成肌纤维的是更小的肌原纤维，它由缠绕在一起的粗肌丝和细肌丝组成。当神经把做某个动作的指令传给肌肉时，粗肌丝会向细肌丝滑行，令整块肌肉像弹簧一样缩短。我们做的所有动作，都是通过肌肉的收缩完成的。

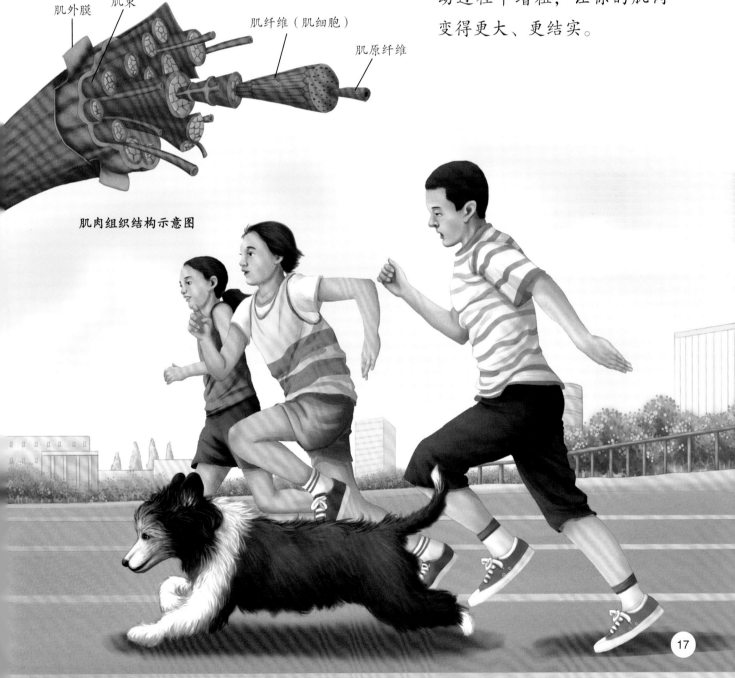

肌外膜　肌束　　肌纤维（肌细胞）

肌原纤维

肌肉组织结构示意图

变得更强壮

运动可以让我们保持身体的健康，同时锻炼出健美的肌肉。在运动时，你吸入的每一口氧气都与血液中的葡萄糖结合在一起，为肌肉注入"燃料"，来支持身体完成各种动作。肌纤维也在运动过程中增粗，让你的肌肉变得更大、更结实。

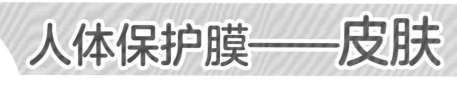

人体保护膜——皮肤

摸一摸自己的身体，你最先摸到的一定是皮肤。它是人体最大的器官，也是人体的第一道屏障。

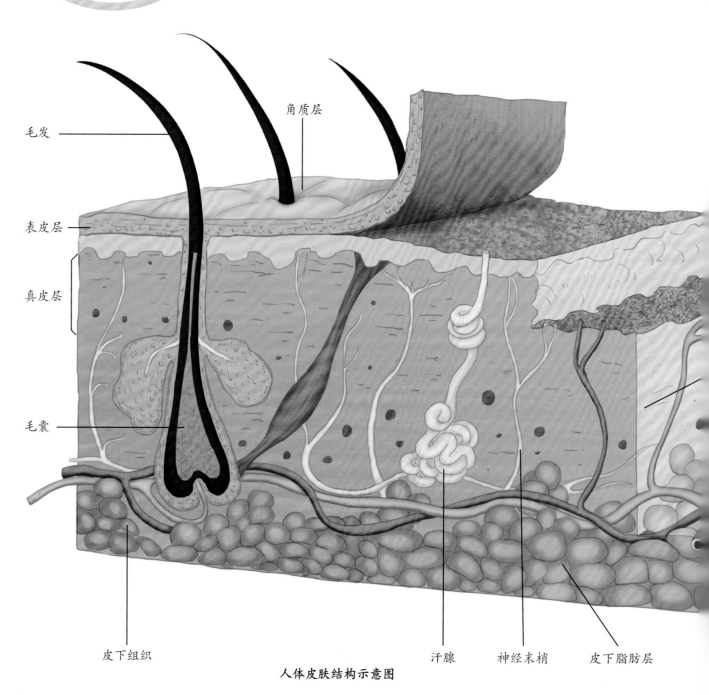

毛发

角质层

表皮层

真皮层

毛囊

皮下组织

汗腺　　神经末梢　　皮下脂肪层

人体皮肤结构示意图

4毫米，好多层

人的皮肤主要可以分为表皮、真皮和皮下组织三层。表皮是最外层，能让人的皮肤变黑的黑色素就分布在这里；表皮以下是真皮，汗水就是真皮内的汗腺分泌出来的；真皮再往下是皮下组织，它是皮肤与肌肉的连接层。这三层组织又分别包含许多层，这么多层加起来，还不到4毫米厚。

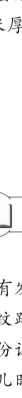

网状层

角质层：人体的天然屏障

表皮由许多角朊细胞组成，每过去一分钟，就会有约4万个角朊细胞死亡。这些死亡的细胞会被新生细胞推到皮肤表面，形成角质层。角质层是人体表皮的最外层，能为皮肤提供多方面的保护，是人体的天然保护层，并能防止体液散失。

人体身份证——指纹

看一看自己的手指，有没有发现每根手指头都有一圈圈纹路？这就是人体自带的"身份证"——指纹。每个人从胎儿时期就有指纹，并且每个人的指纹都不相同。

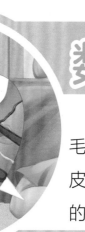

数不清的毛发

我们的皮肤上生长着许多毛发，除了头发、眉毛，还有睫毛、胡须、汗毛……数不清的毛发扎根在皮肤内的毛囊中，即使将其拔掉，人体也会再长出新的毛发来。

📖 毛发是"死"的

毛发不是器官，而是毛囊组织代谢的产物。它之所以不断生长，是因为毛囊组织在活跃地工作，如果哪一天毛囊组织不运转了，那我们身体的毛发就会脱落，我们的头皮会秃得像煮熟的鸡蛋清一样光滑。

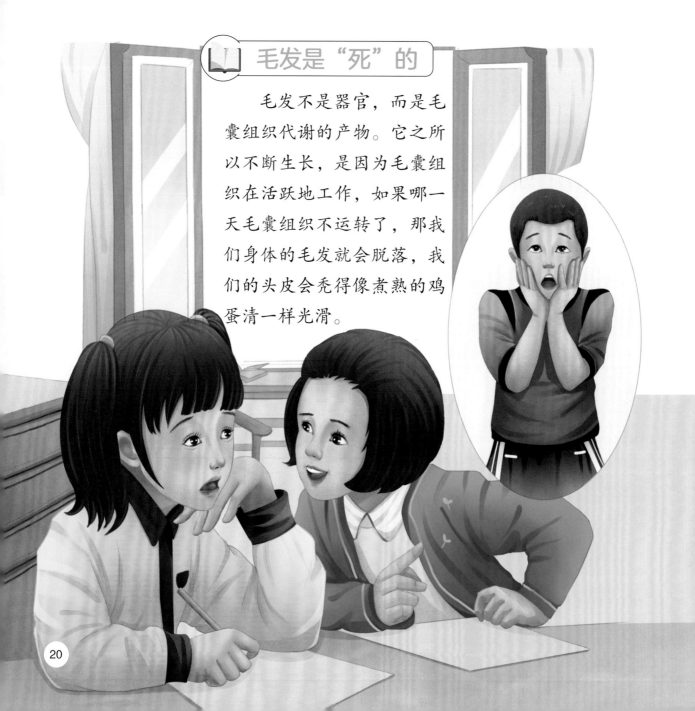

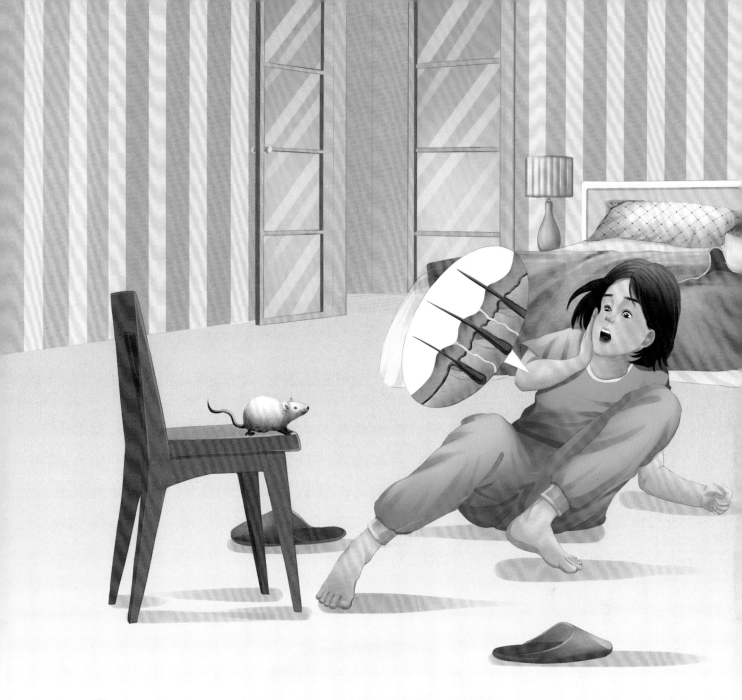

保护你

虽然毛发没有生命，但它们的作用很大。头发的存在是为了保护头部不受阳光等的损伤，减少热量流失；睫毛和眉毛可以帮眼睛遮阳，并挡住流下来的汗水和细微的灰尘等；鼻毛可以帮鼻腔阻挡吸入的灰尘。

吓得汗毛立起

如果突然有一只老鼠出现在你面前，你会怎么样？我想不管你害不害怕，都会被惊吓到吧。这时，你身体里的立毛肌也会感受到这种刺激，从而收缩肌肉纤维，令汗毛立起来，还会让你起一身鸡皮疙瘩。

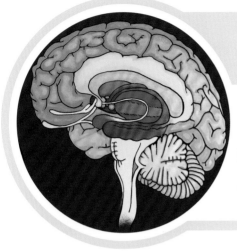

我们聪明的脑瓜儿

神经系统是我们体内调节各器官活动和适应外界环境的全部神经结构的总称，其中发出指令的，就是位于脑袋瓜儿里的"中央处理器"——大脑。

复杂的"核桃"

剥开核桃的硬壳，完整的核桃仁就与人类大脑的外形很像。大脑表面上也有许多弯弯绕绕的沟壑，凸起的是"脑回"，凹陷的是"脑沟"。大脑分成左、右两个半脑，由胼胝体相连。每侧大脑半球都有一个明显的灰质核团，这是丘脑，是人体感觉的接收站。

在大脑下方，还有维持人体生命的脑干和负责平衡能力的小脑。

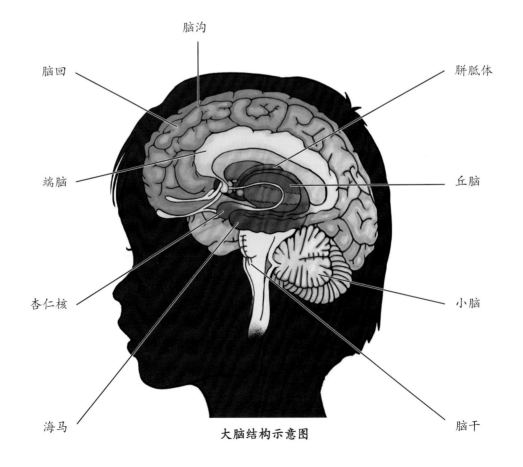

大脑结构示意图

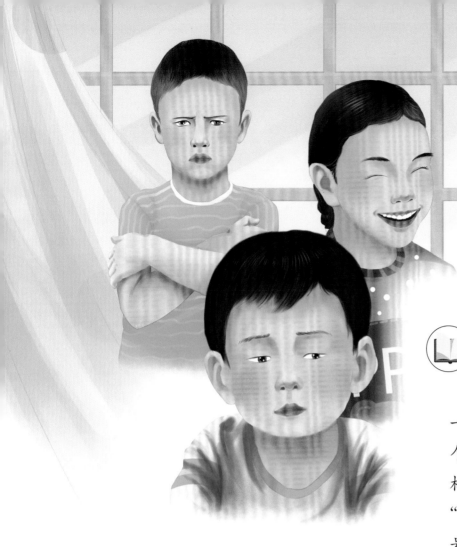

受"电脑"控制

我们可以将人脑比作一台超级电脑，约860亿个神经元通过突触相连，构成了一个复杂却有序的"网络"。大脑发出的信号和信息都经由神经元内带电的离子在"网络"中传递，让你感知外界的一切，并做出反应。

"核桃"里的"杏仁核"

在我们的脑袋瓜儿中，有一个形状像杏仁的脑部组织，名字叫"杏仁核"。它负责生成情绪，尤其是恐惧，因此被称为大脑的"恐惧中心"。

记忆存在"海马"里

海马相当于大脑的"硬盘"，存储着你记得的所有事物，例如你听过的一首歌、小时候发生的趣事、动画片的某段情节或系鞋带的方法等。

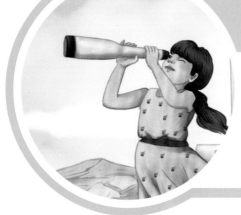

心灵的窗户——眼睛

我们的眼睛就像照相机一样，每一次眨眼都相当于按下快门，把美好的世界"拍摄"下来，映在脑海里。这可真神奇！可我们又是怎么看到世界的呢？

角膜与晶状体

我们在看到一样物体时，它所反射的光线会通过人眼的第一道防线——角膜。角膜是覆盖在眼睛前方的透明半球状薄膜，如果把眼睛比作照相机，那角膜就是镜头，负责采集光线。光线经过角膜，由瞳孔进入眼球内部，然后射入晶状体。晶状体就像相机的调焦器，它可以改变自身形状调节光线，得到更清楚的画面。

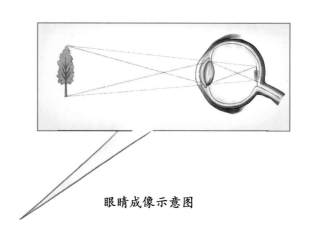

眼睛成像示意图

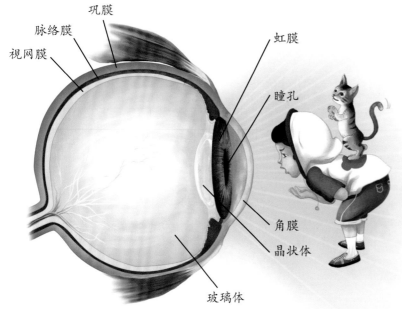

巩膜
脉络膜
视网膜
虹膜
瞳孔
角膜
晶状体
玻璃体

眼睛结构示意图

倒立的世界

我们眼球壁最内，有一层叫视网膜的薄膜，被晶状体调整过的画面会映在它的表面，形成缩小的、倒立的图像，再经由大脑处理，就变成我们平时看到的世界。

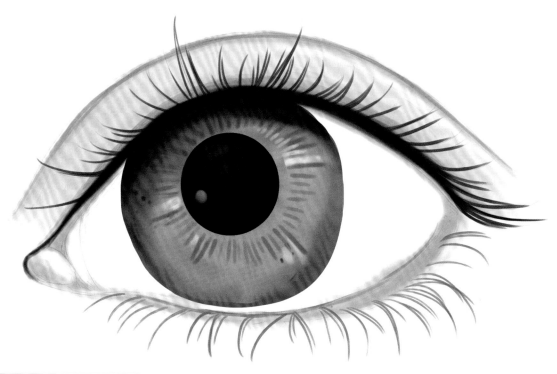

📖 交汇与分离

　　人的眼球呈球状，藏在眼眶内，前面凸出，后面有视神经。它们在名为视神经交叉的路口相逢，然后分道扬镳，每只眼球一半的视神经向左行驶，一半向右通行，把收集的视觉信号传递给大脑。

📖 近视与远视

　　近视和远视是两种十分常见的眼科疾病。前者是看近处清晰，看远处模糊；后者则远近都看不清楚。因此，在日常生活中，我们一定要好好保护眼睛，合理用眼，避免眼睛"亚健康"。

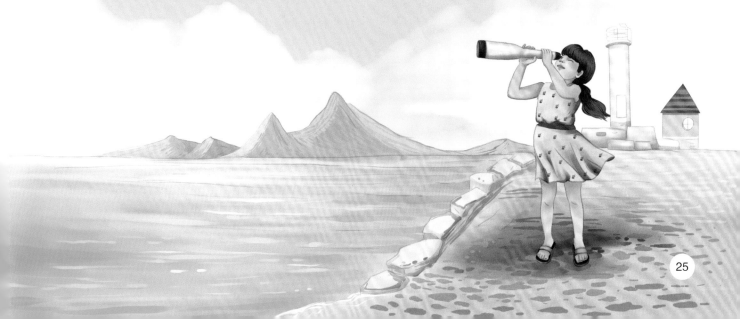

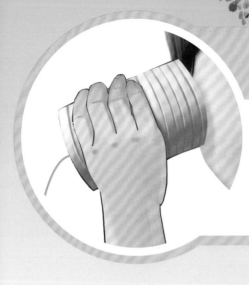

"捕捉"声音的耳朵

我们之所以能听到各种声音，是耳朵的功劳。它就像一台精密的仪器，能"捕捉"到一定频率范围内的声音。那么，耳朵到底是怎么做到的呢？

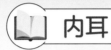

内耳

人耳最深处的结构是内耳，由前庭、半规管和耳蜗组成。

耳郭　外耳道　半规管　前庭　耳蜗　鼓膜　听小骨　鼓室

人耳解剖图

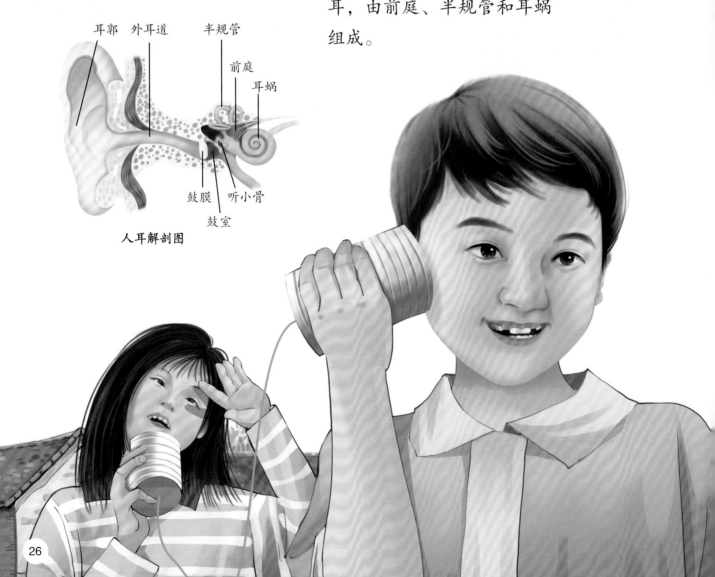

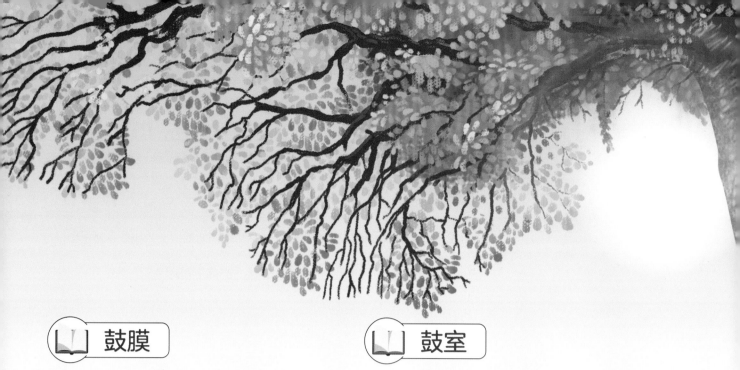

鼓膜

从耳郭进入耳内，沿着长长的外耳道向前走，就会看到将外耳道与中耳隔开的一层弹性灰白色、半透明的薄膜——鼓膜。外界的声波使鼓膜振动，借助听小骨向内耳传导。

鼓室

在鼓膜里面是一个不规则气腔——鼓室。鼓室介于外耳和内耳之间，是人耳的"交通要道"。鼓室内有三块听小骨。它们是人体最小的骨头之一，由关节和韧带相连，负责把从鼓膜传来的振动，继续向内耳传递。最后经过听神经传给大脑。

听不到的声音

人耳能听到的声音是有一定振动频率的，一般在20赫兹到20000赫兹之间。一旦声波的振动低于或者高出这个频率，我们的耳朵就没办法听到了。

蝙蝠会发出超过20000赫兹的高频声波，通过回声定位系统进行飞行和捕猎。这种声波人耳是无法听到的。

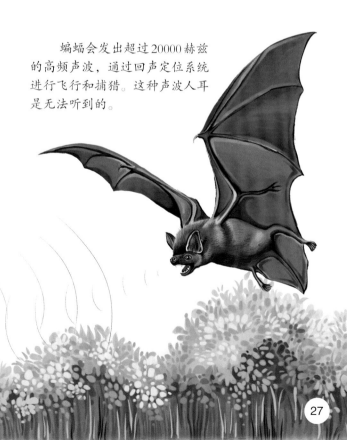

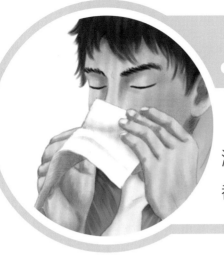

鼻子：闻味，呼吸

鲜花闻起来是香的，腐烂的食物闻起来是臭的，海鲜闻起来很腥……世界上的事物有什么样的气味，都是位于我们面部中央的鼻子告诉我们的。

摸一摸，瞧一瞧

请摸一摸自己的鼻子，你会发现鼻子就像一个立体的三角，鼻梁倾斜而下直到鼻头，鼻头下方两侧则是用来吸气和呼气的鼻孔。请对着镜子瞧一瞧鼻孔内部的鼻腔，有没有发现里面长着黑色的鼻毛？它们是生长在鼻黏膜上的"小卫士"，可以过滤空气、阻隔灰尘等。

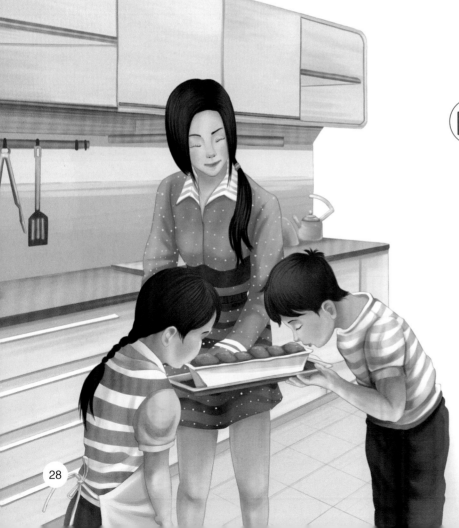

嗅一嗅，什么味

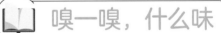

鼻腔上部的黏膜中有能让我们嗅到气味的嗅细胞。每个嗅细胞都有丝状的"天线"，这些"天线"一旦"捕捉"到空气中的气味分子，就会马上经由神经元传递信号给大脑的嗅球，让我们感知到气味。

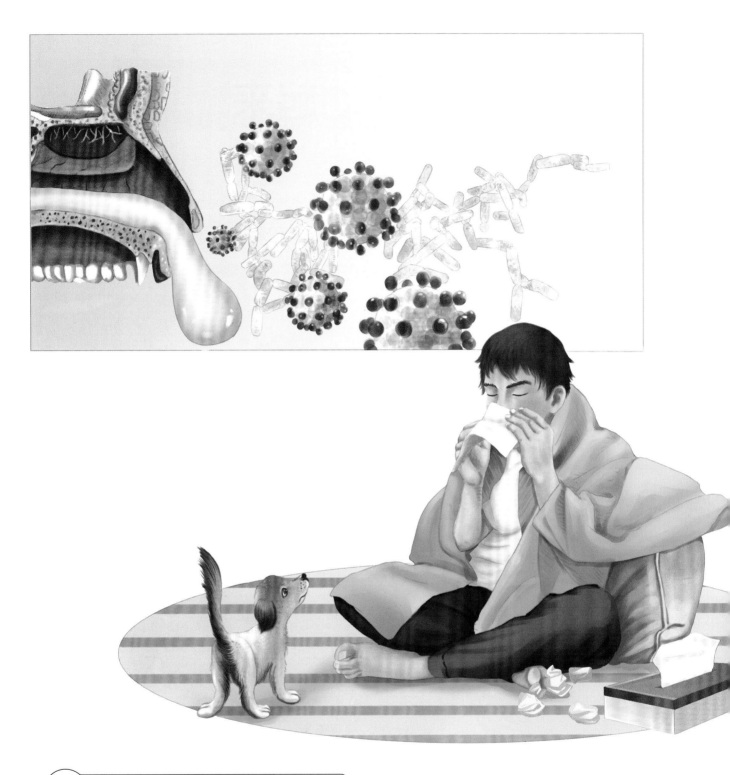

鼻涕——黏糊糊的防线

平时，鼻黏膜会分泌一种黏糊糊的液体——鼻涕，来让鼻腔保持湿润，并粘住空气中的灰尘、微生物等。在感冒时，鼻涕会变得更多，甚至堵住鼻孔让你呼吸不畅。这种状况让人十分不舒服，但也别太心烦，流清水鼻涕是在帮你冲走致病菌，是人体的一种防御性反应。

嘴巴动起来

嘴巴的用途可真多，可以吃饭，可以说话，还可以做各种表情。来，扬起嘴角笑一个，带着愉悦的心情来认识一下我们的嘴巴吧！

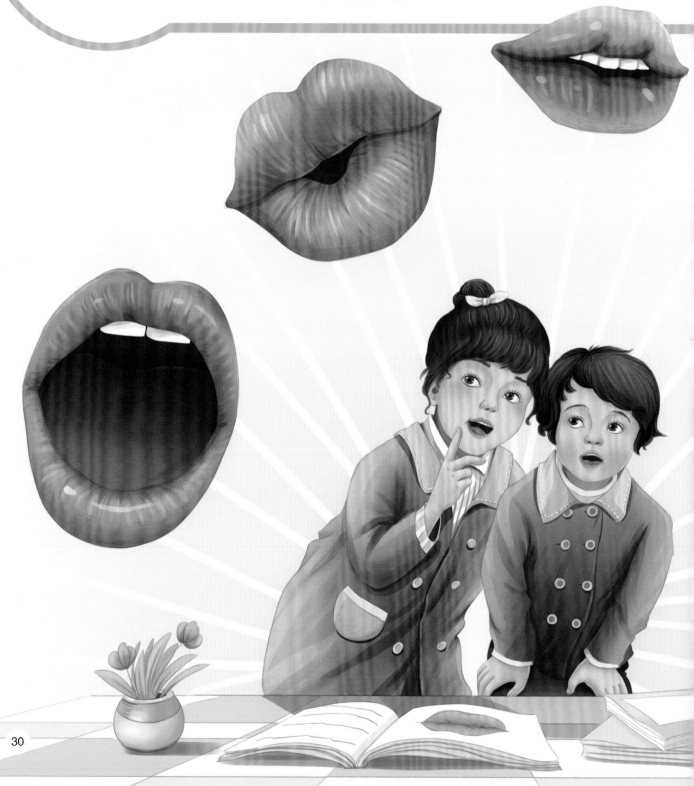

灵活的嘴巴

在人的五官中，没有比嘴巴更灵活的了。围绕嘴巴的口轮匝肌和面部的颊肌、颏肌、三角肌、提口角肌等肌肉一起构成了下半脸的表情肌，这些肌肉相互配合，令嘴巴能张开、闭合、嘟起、抿起来等，还能噘成一个圈吹口哨，做出多种表情和动作。

健康的窗口

我们在进食和说话时，都需要嘴唇的帮忙。不仅如此，嘴唇还是健康的窗口。嘴唇上的皮肤细胞比较薄，可以直接看到表皮下血管中血液的颜色。所以，健康的嘴唇应该是水水润润、粉粉嫩嫩的。如果你的嘴唇干裂、黯红、发白……那也许是身体出了状况。在中医里，就有根据口唇形态和颜色诊断疾病的方法，称为"唇诊"。

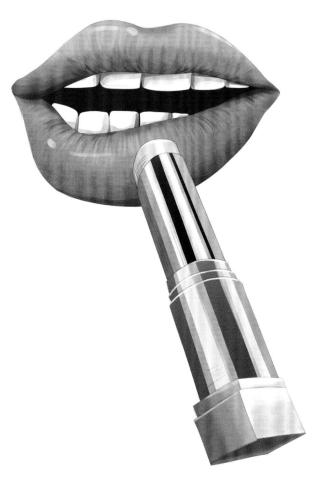

小心呵护

嘴唇的角质层较薄，黏膜表层既薄、柔韧性又差；嘴唇的皮脂腺也不丰富，分泌的油脂很少，所以在寒冷、干燥的季节里，它很容易干裂、脱皮。要是频繁舔嘴唇，嘴唇会因为水分的蒸发而干裂得更严重。如果觉得嘴唇太干，不要舔嘴唇或直接撕掉死皮，可以通过多喝水、均衡饮食、出门戴口罩或涂抹润唇膏等方法来缓解。

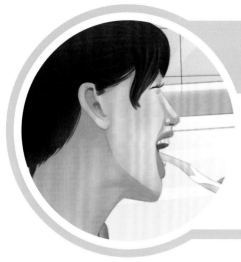

牙齿，排好队

你知道人身上最坚硬的器官是什么吗？张开嘴巴找一找，那一颗颗帮你处理食物、让你享受美味填饱肚子的牙齿就是人体最坚硬的器官。

 ## 牙齿的构造

牙齿主要分为牙冠、牙颈、牙根三部分。牙冠就是嘴里上下两排、我们能看到的牙齿部分，长在淡红色的牙龈上，表面乳白色的牙釉质是牙齿坚硬的功臣。牙龈包裹的牙根深深地嵌在牙槽内，让牙齿不易脱落。牙冠与牙根之间的部分，就是牙颈。

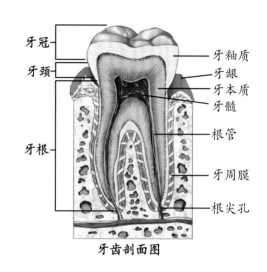

牙齿剖面图

 ## 乳牙留不住

当你还是几个月大的小婴儿时，第一颗小牙齿就从牙龈上萌发出来了。大约在你2岁半的时候，乳牙会全部长齐。乳牙总共有20颗，它们会陪伴你到6岁左右，然后开始脱落。

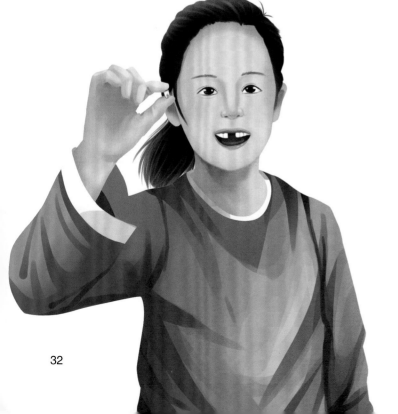

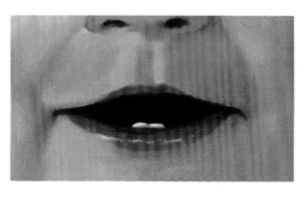

恒牙——伴你一生

乳牙脱落后，更大、更坚硬的恒牙会一颗接一颗地取代它们的位置，然后陪伴你一生。成年人通常有28～32颗恒牙。不同位置、形状的牙齿分管不同的工作。中间平直的切牙（门牙）负责咬断食物；切牙边上尖锐而突出的尖牙（犬牙），负责撕咬富含纤维的食物；尖牙旁边的前磨牙（双尖牙）和它旁边宽大的磨牙（臼齿），负责研磨、嚼碎食物。

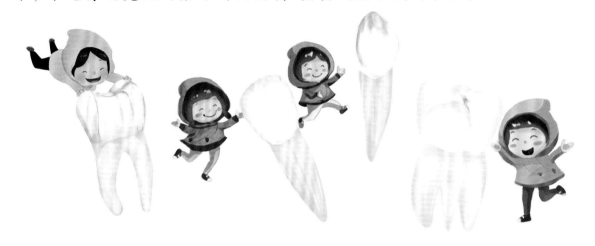

牙齿坚硬，也要保护

牙齿看上去无坚不摧，但它们每天都与食物纠缠，很容易滋生细菌，出现龋齿等牙病。到那时，牙痛的滋味可不好受。而且人年纪大了，牙齿还可能掉光光。因此，保护牙齿是十分重要的事。少吃甜食、饭后漱口……最重要的是每天都要认真刷牙。

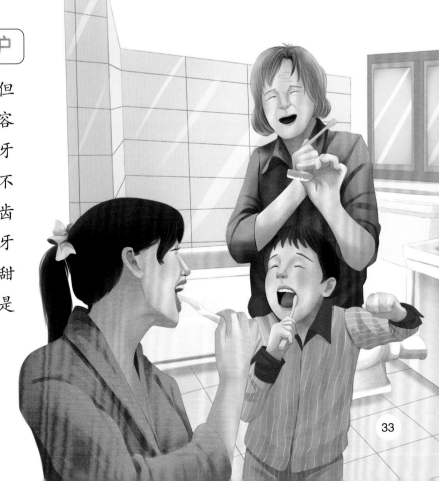

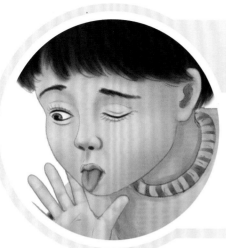

柔软的舌头

舌头是牙齿的好搭档，在牙齿磨碎食物后，舌头会帮我们品尝食物的味道，并把食物送到食管，让食物进入我们的肚子中。

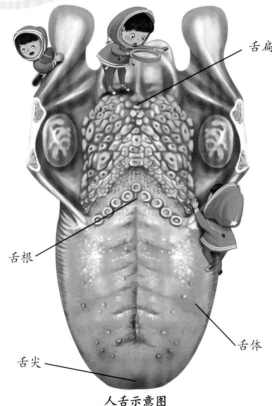

舌扁桃体

舌根

舌尖

舌体

人舌示意图

不可或缺的舌头

舌头占据人体口腔的一大部分空间，主要由舌体、舌根等部分构成。别看舌头其貌不扬，还时常躲在嘴巴里，可是它功能强大，对于我们而言是非常重要的器官。要知道，无论是享受美食还是说话，我们都离不开它。

灵活的肌肉

舌头是由骨骼肌组成的器官，小小的舌头上有不同的肌肉，多种肌肉共同协作，令舌头可以做出弯曲、伸缩、卷翘等动作。

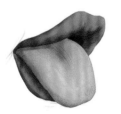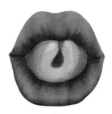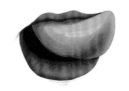

灵活的舌头

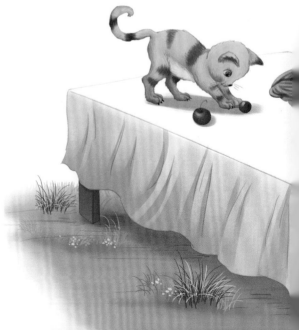

在舌头上有一种叫"味蕾"的味觉器，它的顶端有与口腔相连的小孔，当食物溶解进入小孔，小孔内的味觉细胞就会受到刺激，然后兴奋地把食物味道的信息传递给大脑。这样一来，人们就尝到了酸、甜、苦、咸、鲜等人间百味。

软软舌头，大大作用

舌头的功能可多啦，它不仅能感受味觉和一般感觉，还能帮我们发音说话，抑扬顿挫的话音就是在舌头的协助下发出的。除此之外，舌头还能帮我们吸吮和吞咽，中医还会根据舌质、舌苔和舌头形状的变化帮病人诊断病情。

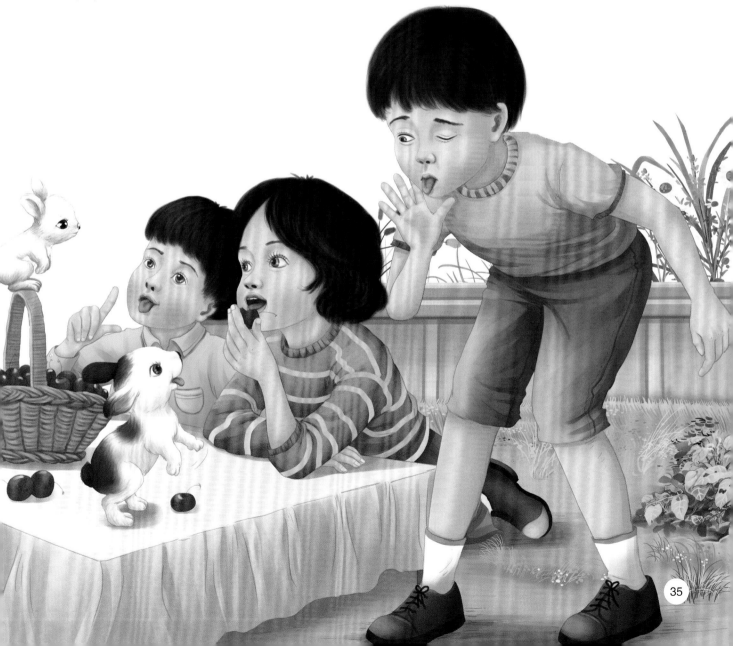

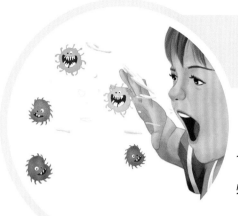

湿答答的唾液

在我们的口腔里没有什么是没用的，就连吐出去也不可惜的口水，也具有湿润和清洁口腔、溶解食物、初步消化淀粉以及一定的杀菌和杀病毒作用。

不知疲惫的唾液腺

口水的学名叫"唾液"，是由唾液腺分泌出来的无色、无味的水样液体。人口腔里有3对唾液腺，包括腮腺、下颌下腺和舌下腺。它们不知疲惫地工作，为口腔"生产"唾液。一些情况下，唾液腺分泌的唾液还会"加量"。

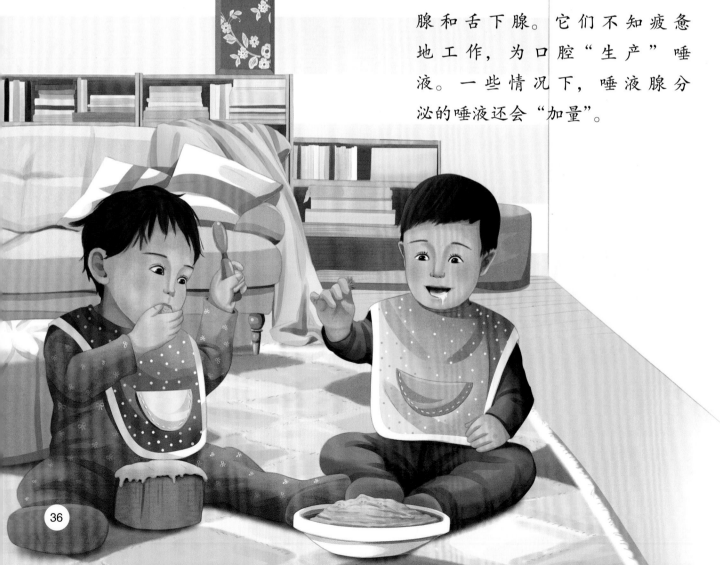

📖 唾液的成分

唾液的成分99%是水，固态物质中含有黏蛋白、淀粉酶、溶菌酶、免疫球蛋白A等有机物和多种无机物。在这些成分中，淀粉酶可以将部分淀粉分解成麦芽糖，所以我们在吃米饭、馒头等含淀粉的食物时，会有越嚼越甜的感觉。

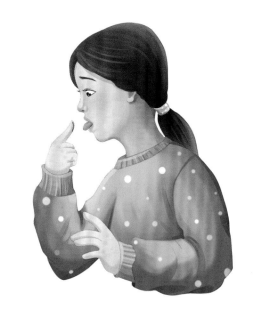

📖 杀菌消毒？

许多人认为唾液有杀菌消毒的作用，因此受伤后喜欢用舌头舔一舔。实际上，唾液中的溶菌酶确实具有杀菌和杀病毒的作用，但是其含量不足以给伤口消毒。

📖 杀病毒

口腔是外来细菌、病毒等微生物进入人体的主要入口之一，那些不请自来的病原体不仅会让你生病，还会借助你说话时产生的飞沫传播出去，让其他人也生病。而我们的唾液不仅能湿润和清洁口腔，清除口腔内的食物残渣，还能稀释与中和有毒物质，具有一定的杀菌和杀病毒的作用。

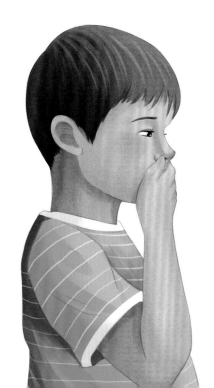

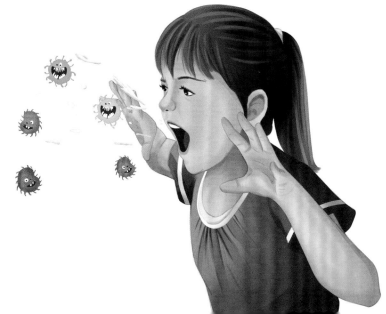

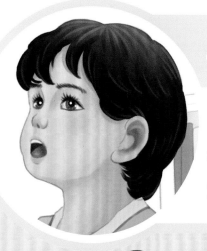

你好，发声器官

来，摸着自己的脖子，然后随意发出一个声音。有没有感觉在发声的同时，喉咙在振动？这说明你的发声器官——喉头和声带在好好工作呢。

喉头与声带

喉头位于气管顶端，以软骨为支架。声带位于喉腔中部，由声带肌、声韧带和黏膜皱襞（bì）构成。声带固定、附着在喉头上，便共同构成了发声器官。

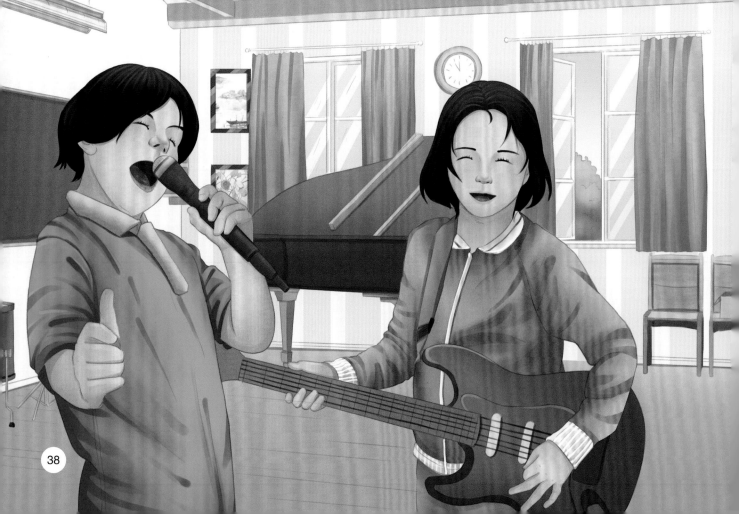

发音器官的配合

当我们发出声音时，两片声带收紧，来自肺部的气流从声带中间的缝隙挤出，令声带振动，形成声音。然后声门打开，让声音到达鼻子和嘴巴后面的咽部，在咽部缩短的同时传递出去。

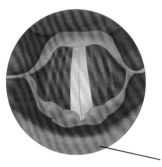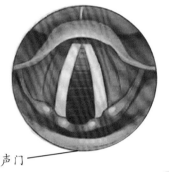

声门

气流撞击关闭的声门，使声带振动，形成声音

声门打开，传递声音

张嘴说话

光靠声带的松紧变化只能发出高低不一的声音，可没法让你说话。我们之所以能发出各种不同的声音和字句，嘴唇、舌头、软腭、小舌（悬雍垂）等器官也功不可没。

保护声带

我们发出声音离不开声带的振动，如果声带损坏，那么我们就什么也说不出、什么也唱不出了。因此我们要好好保护声带，经常锻炼身体，增强对上呼吸道感染的抵抗力，少吃刺激性食物，不大声喧哗，避免过度用嗓，等等。

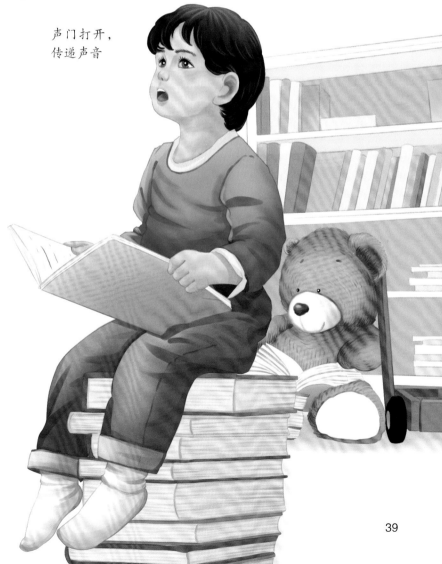

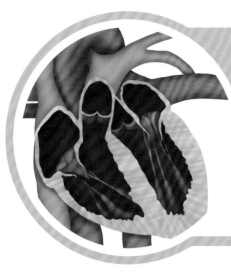

心脏：坚决不下班

心脏一直辛勤地工作着，片刻不能停歇。一旦心脏停止跳动，那么我们的生命也就走到尽头了。

心脏很忙

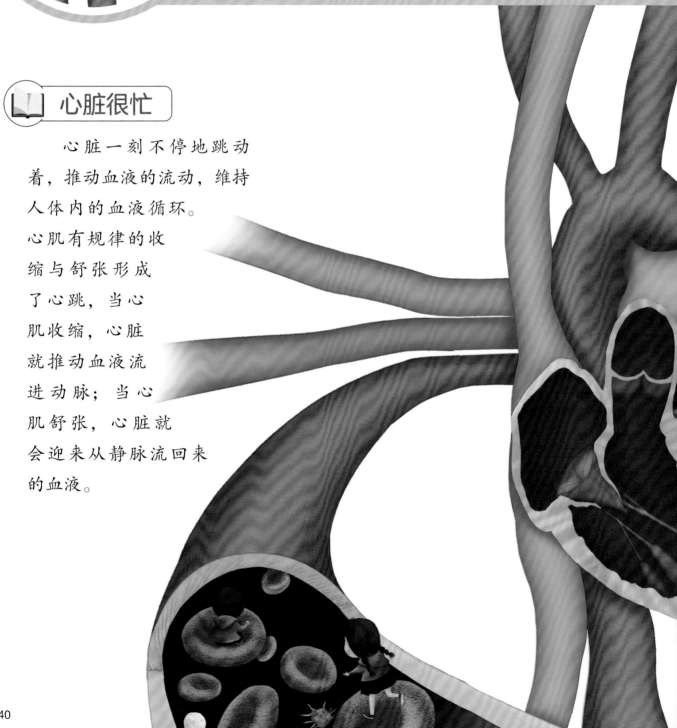

心脏一刻不停地跳动着，推动血液的流动，维持人体内的血液循环。心肌有规律的收缩与舒张形成了心跳，当心肌收缩，心脏就推动血液流进动脉；当心肌舒张，心脏就会迎来从静脉流回来的血液。

两房两室

心脏是中空的，总共有四个"空房间"。左心房和右心房位于心脏内部的上面，接受流回心脏的血液，并将其送入心室。左心室与右心室位于心脏内部的下面，连接着动脉血管。在心房把血液压送进来后，心室再把血液分别输送到肺部及全身其他部位。

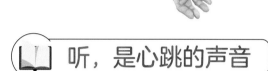

听，是心跳的声音

在心房与心室之间以及心室与动脉之间有个叫"瓣膜"的闸门，可以防止血液回流。在血液经过后，开放的"闸门"闭合，此时瓣膜发出的声音就是我们听到的心跳声。正常成年人安静时的心率（心脏跳动的节律）是每分钟60~100次，新生儿可达每分钟140次左右，然后随年龄增长而逐渐减慢，至青春期接近成年人水平。

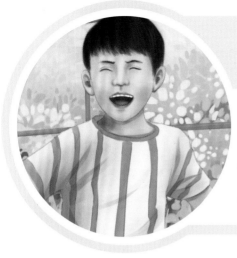

人体换气扇——肺

让我们一起吸气——呼气——在呼吸的同时，胸腔也跟着膨起又落下，这就是人体自带的"换气扇"——肺，在为我们交换氧气和二氧化碳呢！

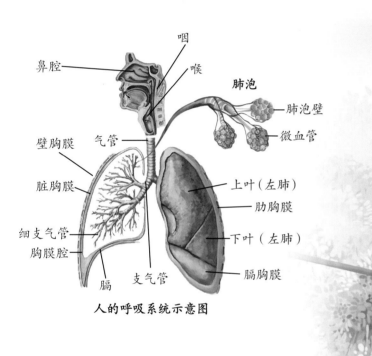

咽
鼻腔
喉
肺泡
肺泡壁
微血管
壁胸膜
气管
脏胸膜
上叶（左肺）
肋胸膜
细支气管
下叶（左肺）
胸膜腔
膈胸膜
膈
支气管

人的呼吸系统示意图

我们的肺

肺是人体最主要的呼吸器官，包括左、右两个肺，两肺之间由名为"支气管"的管道相连。支气管在肺里就像树一样不断分枝，分出更细微、繁多的细支气管。细支气管最终形成肺泡管，肺泡管的末端膨大成肺泡囊，囊的四壁上有许多凸出的肺泡，气体的交换就是在肺泡里进行的。

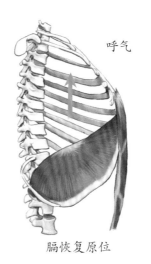
呼气　　　　　　　　吸气

膈恢复原位　　　　　膈下降

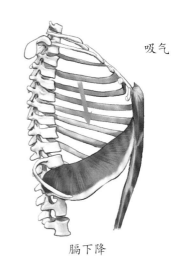

吸气

人的呼吸离不开膈的帮忙。在吸气时，膈下降，同时胸腔扩大，让肺部像气球一样鼓起来，肺泡得以把外界的气体吸入进来。我们从空气中吸入的主要是能为身体提供能量的氧气，而氧气会从肺泡进入血液，被血液输送到全身上下各个地方。

呼气

在吸气几秒钟后，膈会恢复原位，同时胸腔缩小，此时的肺部就像气球被挤压，把体内的废气排放了出去。排出的废气就是细胞在燃烧氧气时产生的二氧化碳等，如果过多的二氧化碳积聚在体内，就会危害我们的身体。

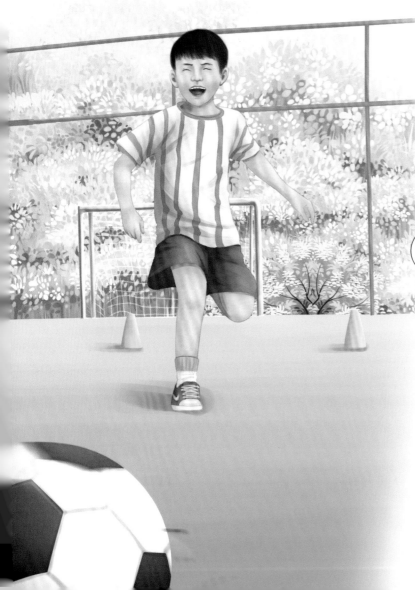

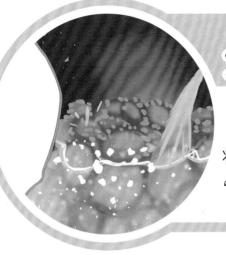

分解食物的化工厂——胃

食物为我们提供人体所需的能量和营养，但想要将营养吸收进体内，我们吃进去的食物必须在胃这个"食物化工厂"加工一下才行。

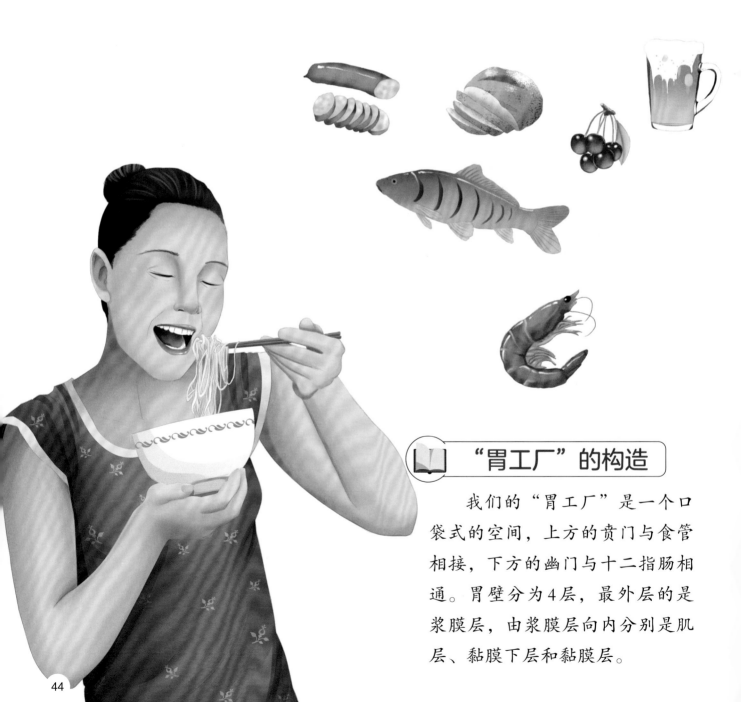

"胃工厂"的构造

我们的"胃工厂"是一个口袋式的空间，上方的贲门与食管相接，下方的幽门与十二指肠相通。胃壁分为4层，最外层的是浆膜层，由浆膜层向内分别是肌层、黏膜下层和黏膜层。

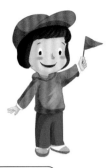

开始加工

　　食物在嘴中被咀嚼的时候，含有酶的唾液便会与它混合，并对它进行初步的分解，形成柔软、稀疏的食团。食团被咽下后会顺着食管一路掉进胃中，食物的加工便开始了。由平滑肌构成的肌层可以分别从纵向、横向和斜向反复收缩与放松，令胃每20秒就能蠕动一次，从而将食团研磨、粉碎，令食物和胃液充分混合。

化学分解

　　胃的黏膜层布满了腺体，可以分泌出含有胃蛋白酶、盐酸等多种化学物质的黏液。胃蛋白酶主要负责分解食物中的蛋白质，盐酸则负责为胃蛋白酶创造适宜的酸性环境，并抑制、杀死潜藏在食物中的细菌。此外，盐酸还能与食物中的钙、铁结合形成可溶性盐，从而促进人体对钙、铁的吸收。

运送到"下一站"

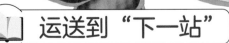

　　经过胃的加工，团状的食物被分解成了食糜。胃的蠕动波将这些包含营养物质的食糜推入十二指肠，每一个蠕动波通常可将1～3毫升的食糜送入十二指肠。

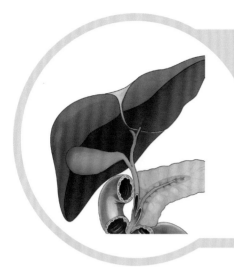

"肝胆" 相依

别看"肝"和"胆"模样没有什么相似之处，个头也差了一大截，可它们却是一对同气连枝的"好兄弟"，关系亲密得不得了！

肝是我们身体里最大的消化腺，犹如一个超级化工厂，24小时都在运转。它可以身兼数职，同时执行多个任务：过滤、清洁血液；分泌胆汁；分解有害物质；对营养物进行"加工"，然后输送到身体的其他部位……怎么样，够强大吧！

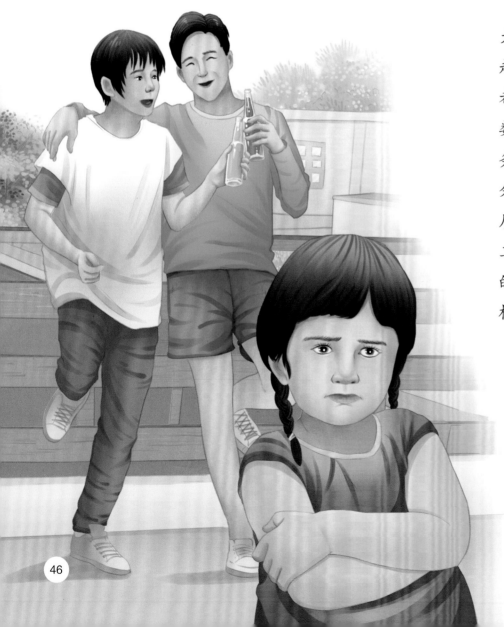

为肝服务！

胆囊是名副其实的中转站。胆汁从肝流出后，会经胆管跑到胆囊里储存起来，只要胆囊收到神经信号或者肠道蠕动的信息，马上会打开大门，把胆汁排入十二指肠，协助消化脂肪。

解毒圣手

我们的身体在新陈代谢的过程中会产生一些垃圾和毒素，倘若得不到清除，那么很有可能会危害健康。不过别担心，只要肝一出手，这些坏家伙就会被氧化、分解，最后统统排出体外。肝还有一项神奇的超能力——自我修复。如果它被切除一小部分，假以时日，它的重量和体积还会恢复如初，而且功能依旧。

胆红素是胆汁的主要色素之一，它经血液循环进入肝脏，后随胆汁入肠，在肠内还原为无色的胆素原，再被氧化为黄色的胆素，随粪便排出。

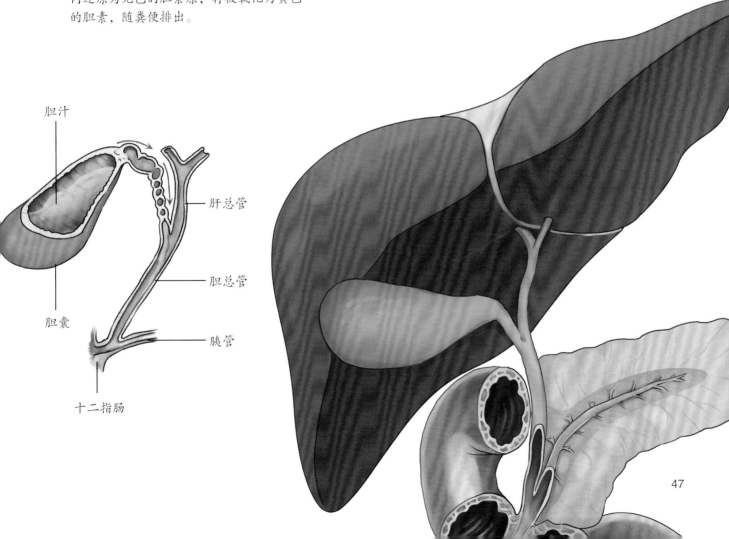

胆汁

肝总管

胆总管

胰管

胆囊

十二指肠

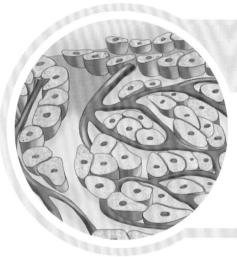

不熟悉的胰脏

食物过了胃以后，会进入肠道，没走多远，它们就要接受胰脏设置的"菜刀阵"。那么，胰脏究竟是"何方神圣"？"菜刀阵"又是什么？一起来寻找答案吧！

 胰脏在哪儿？

人的胰紧贴在腹后壁，呈带状，右端为胰头，被小肠的起始部分十二指肠包围，左端的胰尾与脾邻近。

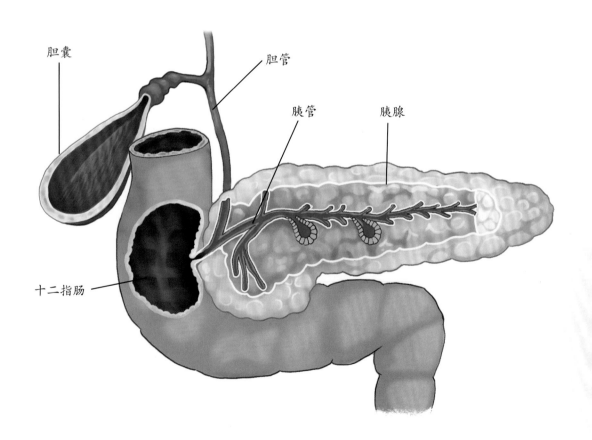

胆囊　胆管　胰管　胰腺

十二指肠

无形的"菜刀阵"

胰脏好像一个"制造车间"，能生产各种各样的酶。这些酶具有侵蚀作用，如同无数把小菜刀，可以让那些大块的食物变得更细、更小。经过这道工序以后，食物才能更好地被肠道消化。

我们每吃一顿饭，胰脏都要分泌出超过半升的胰液来帮助身体消化食物。

专为糖代谢而生

胰脏里有很多细胞组成的胰岛，它可以分泌调节血糖的胰岛素。胰岛细胞紧靠着毛细血管，胰岛素能轻易穿过血管壁进入到血液之中。有了它，我们身体的糖代谢就不成问题啦。

如果胰岛不能分泌胰岛素，人就会患上糖尿病。糖尿病的危害很大，久而久之，会给身体各个器官和组织带来不同程度的损害。

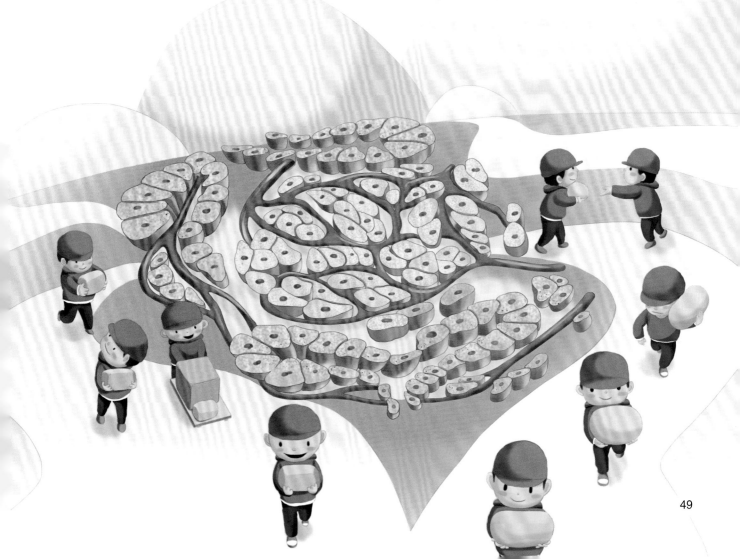

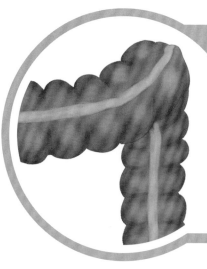

肠道：食物再加工

人体内藏着一条特殊的"隧道"，我们吃进肚子的食物会在这条隧道中进行深加工。你猜到了吗？它就是既管消化又管吸收的肠道。

小肠长什么样儿？

小肠窄窄的，有5米多长，就像一条弯弯绕绕的长管子。它的肠壁只有薄薄的一层，营养物穿过这堵"墙"进入到血液，为我们提供日常活动所需的养分和能量。

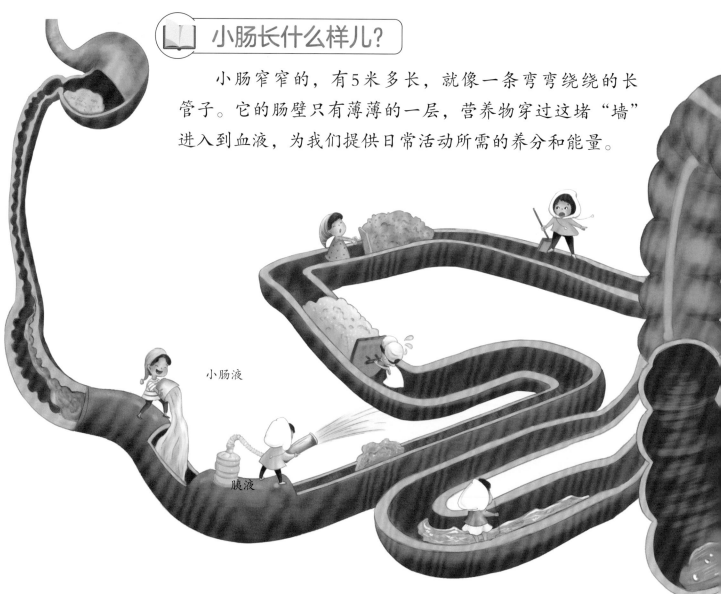

小肠液

胰液

加工再加工

食物在胃部完成初步消化以后，会变成半流体状食糜。从它进入小肠开始，就要接受肠壁肌肉的强力挤压。同时，各种有益消化的酶也会纷纷加入到消化活动中来，竭尽全力将其细化、分解。

肠道黏膜上覆盖着数百万指状绒毛，充分增大了养分的吸收面积。它们是肠道吸收营养的秘密装置。

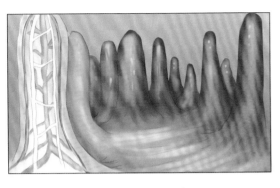

肠道黏膜上的指状绒毛

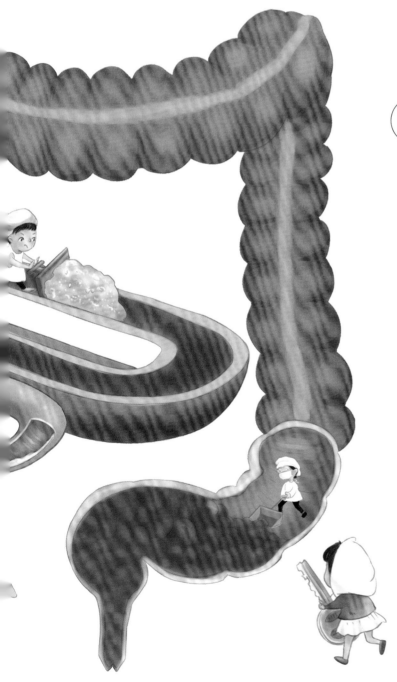

收尾工作"我"在行

大肠直径约7厘米，比小肠宽得多，不过它的长度只有1.4米左右。大肠平时主要负责接收小肠消化吸收完的残余物，然后吸收其中残存的水分，把它变成粪便。

为了能将粪便顺利挤出体外，大肠会给干巴巴的粪便添加黏糊状的物质。

直肠是大肠的末端部分，连接着排便口——肛门。最后，粪便只要穿过它就能被排出体外了。

肠道小尾巴——阑尾

阑尾对大多数人来说，是一个既熟悉又陌生的朋友。它存在于我们的身体之中，可是却没什么太大的存在感，以至于容易被忽略。下面，就让我们来仔细认识一下它吧！

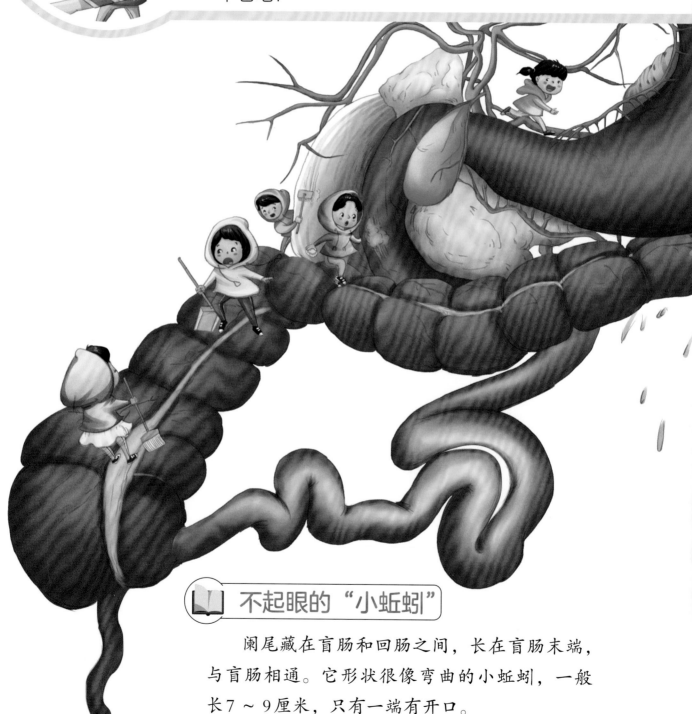

不起眼的"小蚯蚓"

阑尾藏在盲肠和回肠之间，长在盲肠末端，与盲肠相通。它形状很像弯曲的小蚯蚓，一般长7～9厘米，只有一端有开口。

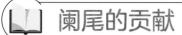
阑尾的贡献

阑尾外表平淡无奇，贡献也比不上那些大器官，可是它一直在为维持人体健康发光发热。阑尾中储存着很多有益菌，当肠道有益菌缺失时，阑尾就会让"预备役部队"及时补充上去。

阑尾的另一个身份是外周免疫器官，里面聚集着大量成熟的免疫细胞，它一直在执行参与人体免疫的工作。同时，阑尾还能分泌消化酶和其他物质，促进肠道蠕动，防止和减轻便秘。

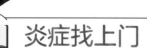
炎症找上门

一旦有害菌侵入阑尾，那么它很容易感染发炎。所以，在日常生活中，我们一定要注意个人卫生，养成良好的饮食、运动习惯，及时治疗肠道疾病，预防阑尾炎的发生。

如果情况紧急，必须切掉阑尾，我们也不必过于紧张，因为阑尾的功能本身就会随着年龄增长而减弱。术后，身体一般不会受到太大影响。

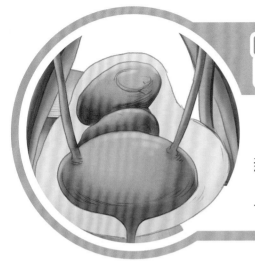

肾脏：废水的处理站

肾脏是人体必备的垃圾处理站，一直在为我们新陈代谢的正常运行和生理环境的平衡服务，称得上劳苦功高！

肾里有什么？

肾脏位于腹后壁腰椎两旁，个头不大，左右各一，形如蚕豆，主要由肾实质和肾盂两部分组成。肾实质分内外两层：外层为肾皮质，内层为肾髓质。在肾实质里，存在着上百万个肾单位，每个肾单位中都有肾小体和肾小管。

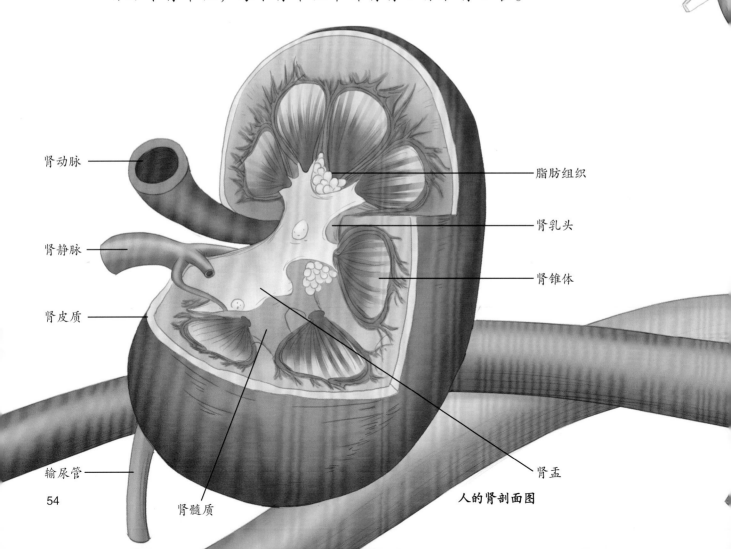

肾动脉

肾静脉

肾皮质

输尿管

脂肪组织

肾乳头

肾锥体

肾盂

肾髓质

人的肾剖面图

垃圾处理时间到

当掺杂各种物质的血液涌入肾脏后，肾小球会自动进入过滤模式。在这个过程中，葡萄糖、氨基酸、矿物质等对身体有益的物质会重新回到血液中，而尿素、无用的化学物质和多余的水分，则会变成尿液经肾盂流进膀胱，然后被排出体外。肾脏每4分钟对人体血液进行一次全方位的清洁，工作效率非常高！

保持水分平衡

我们每天都要喝水、吃饭，不知不觉中会摄入大量水分。尽管出汗、呼吸和排便会排出一定的水分，但大部分水分还是会以尿液的形式排出体外。而肾脏就是生成尿液的"废水处理站"，是控制身体水位平衡的开关。

如果身体的水分不够了，血液就会"变咸"，我们大脑的下丘脑就会做出反应，大量释放一种叫"抗利尿激素"的信号。肾小管得到指示，会及时打开毛孔通道，让人体中的水分更多地回到血液中。

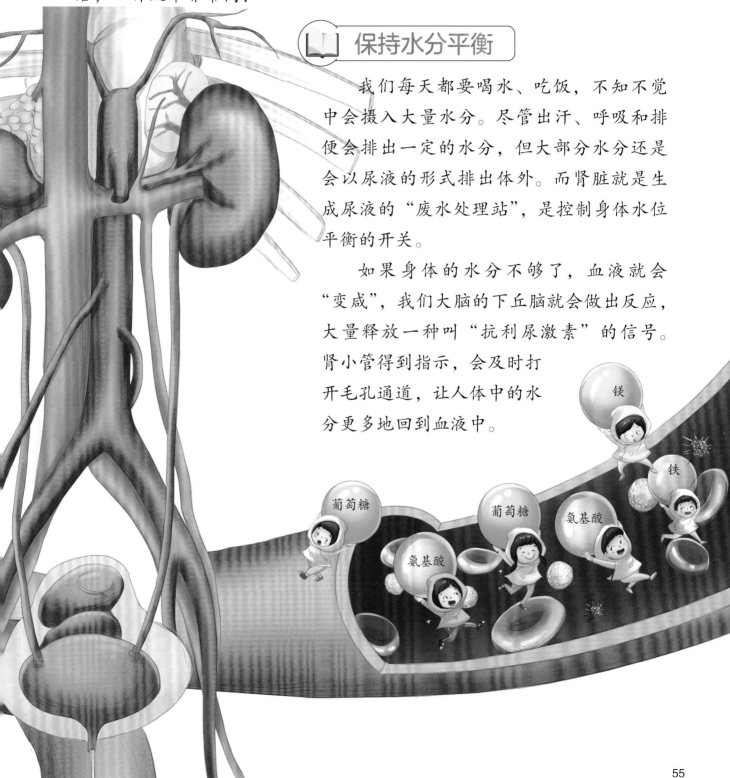

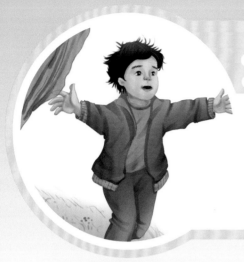

分工的手和脚

手和脚是人体的好助理，手脚分工协作，我们才能吃饭、写字、站立、跑跳……进行各种各样的活动。

灵活的手

我们总共有两只手，每只手上有五根手指。当我们想用手做什么动作或手势时，大脑就会向手部的神经元发出指令，让神经元操纵手指来实现我们的想法。

手心、手背

把手翻过来再转过去，有掌纹和指纹的那一面是手心，有指甲和汗毛的那一面是手背。在天气炎热或者身体患上某些疾病时，有汗腺的手心就会出汗。

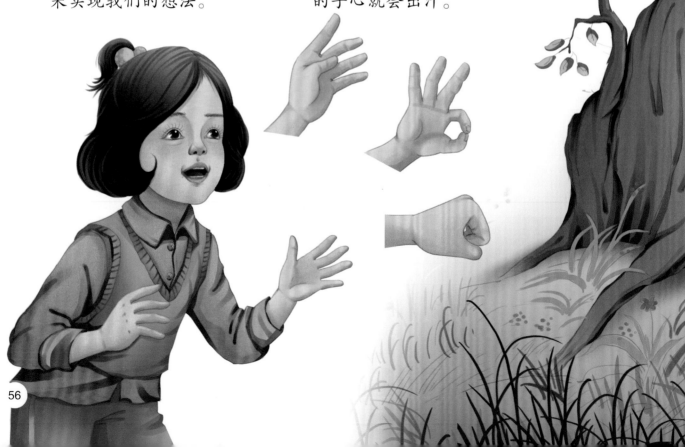

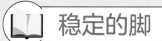 **稳定的脚**

　　双脚承受着身体重量，同时支撑我们站稳、站直，还能和双腿合作，让我们完成行走、跑步、跳跃等动作，可谓是责任重大。

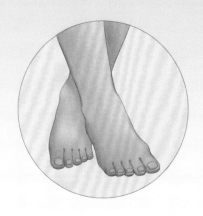

脚踝是关键

　　尽管脚趾比不上手指灵巧，但柔软、有弹性的脚踝填补了这点不足，让双脚可以像画圈一样转动。除此之外，脚踝还是脚部血液流动的重要关卡，脚踝健康与否影响静脉血液能否畅通无阻地返回心脏。

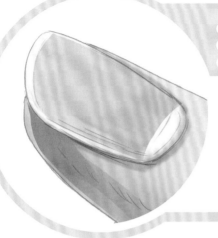

指甲：指和趾的贴身护卫

无论是手指还是脚趾，它们的顶端都披着透明有硬度的保护甲，我们可以将其统称为指甲。

是皮肤哟

硬硬的指甲就像小盾牌，可以帮手指头和脚指头减少伤害。那它究竟是什么呢？其实，指甲是皮肤表皮角化而成的一种结缔组织，其主要成分和毛发一样，是角蛋白。

指甲长长了

指甲分甲体和甲床两部分，甲体主要由甲板、隐藏起来的甲根以及顶端的甲缘组成。我们的甲根部存在一种神秘的甲基质细胞，它们每天都在增生、角化，然后沿着甲床向指末端的方向生长。这就是指甲长长的秘密。

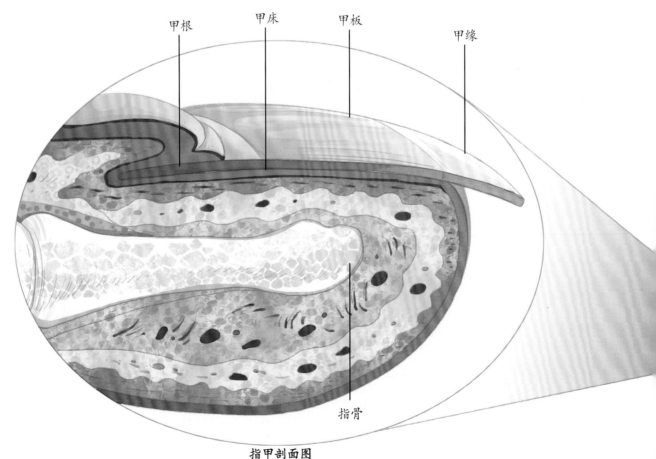

甲根　　甲床　　甲板　　甲缘

指骨

指甲剖面图

白色月牙是什么？

　　有些人的指甲根部有白色的小月牙，有些人却没有。其实有没有月牙都无所谓，因为它只是新生的角蛋白细胞，而老化的角蛋白细胞是透明的，所以显得新生角蛋白细胞很像白色月牙。有人认为没有白色月牙是不健康的表现，这是没有科学依据的。

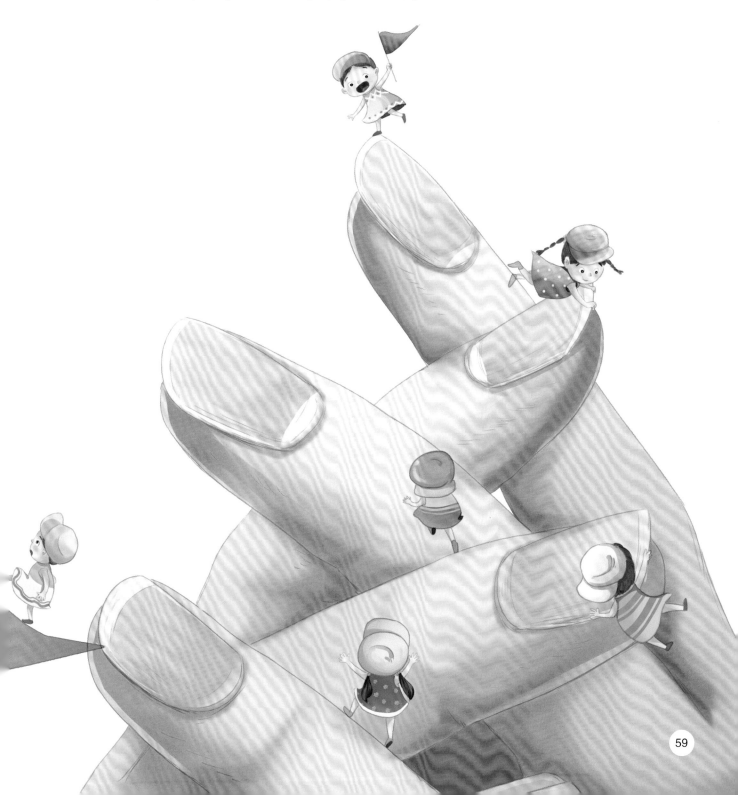

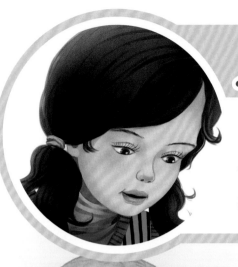

人的一生

不出意外的话，从出生到死亡，我们人最长能在世界上存活100多年。在这漫长的一生中，我们要经历好几个阶段，一起来看一看吧！

从一颗受精卵开始

我们是爸爸和妈妈爱的结晶，更科学地说，是生殖细胞的结晶。爸爸的生殖细胞是像小蝌蚪似的精子，妈妈的生殖细胞是球状的卵子。当爸爸的精子在妈妈的输卵管里找到了可受精的卵子时，它们便结合成了一颗受精卵。受精卵着床后，会在妈妈的子宫内吸收营养，慢慢发育各个身体组织和器官。

懵懂的小婴儿

胎儿在妈妈的肚子里住10个月左右就会出生啦。刚出生的时候，我们都只是懵懂的小婴儿，只会啼哭，不会说话，也还不能走路。不过在妈妈乳汁的喂养下，我们很快就成长起来了。先是睁开眼睛，然后逐步学会翻身、坐、爬、站等动作，发出咿咿呀呀的声音，继而学会说话。

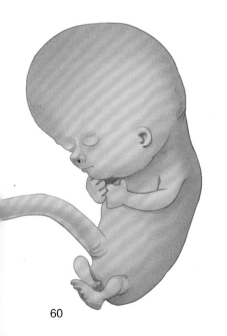

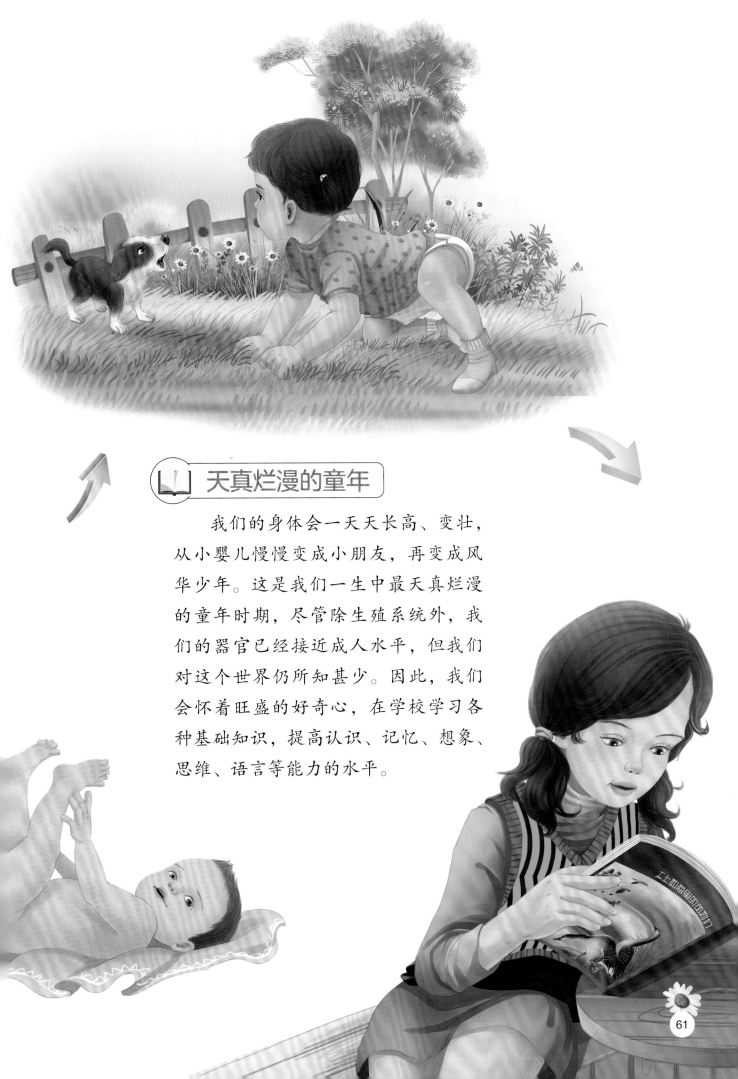

天真烂漫的童年

　　我们的身体会一天天长高、变壮，从小婴儿慢慢变成小朋友，再变成风华少年。这是我们一生中最天真烂漫的童年时期，尽管除生殖系统外，我们的器官已经接近成人水平，但我们对这个世界仍所知甚少。因此，我们会怀着旺盛的好奇心，在学校学习各种基础知识，提高认识、记忆、想象、思维、语言等能力的水平。

📖 青春期：在反抗中成长

女孩的青春期大约在10～12岁，男孩的青春期大约在13～14岁。青春期是人体第二个快速生长发育的阶段，男孩和女孩的生殖器官发育成熟，心理和思想也日益成熟。然而，快速地成长会让我们十分不适应，出现精神、心理、行为等方面的不稳定，甚至会变得十分叛逆，做出反抗父母和老师的行为。

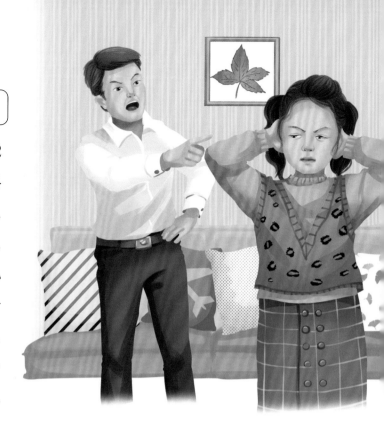

📖 成熟的大人不容易

18周岁左右，我们的生理和心理都发育成熟后，就成为一个成年人了。从成年到30岁左右，不论是体力、智力、精力还是身体的灵敏度等，都处于一生的最佳状态。但过了30岁，随着年龄的增长，这些能力都将不断下降。一般在45～55岁时，女性可能会因卵巢功能衰退进入更年期，而男性也会因睾丸功能退化出现脱发、头痛、失眠、抑郁等症状。

慢慢变老

过了60岁，我们便可以自称"老年人"了，这时候我们的身体机能会衰退得更快，皱纹会不断爬上我们的面庞和身体，我们的头发也会变得花白，视觉、听觉、味觉、嗅觉、记忆力、注意力等都会逐渐衰退。

死亡是必然

我们会越来越老，老到走不动路、说不了话，甚至病得下不来床。当我们老得不能再老了，所有的组织和器官终将停止运行，我们最终会停止呼吸，心脏不再跳动，脑干反射消失，走向必然的死亡。

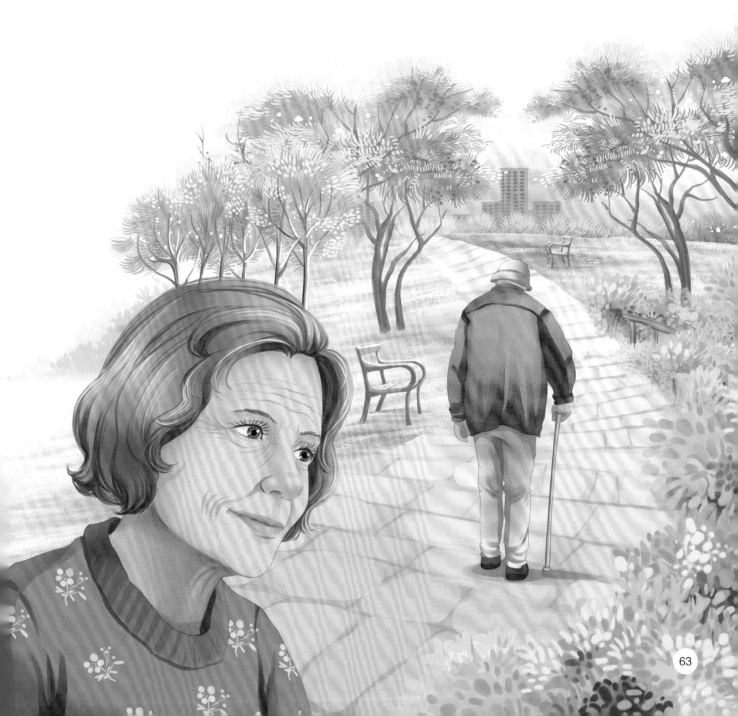

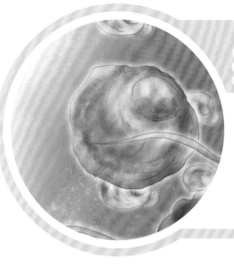

打响人体特异性免疫战

我们的身体中有一支强大的防御大军，叫"免疫系统"。外部的病原体胆敢来犯，"免疫大军"就会群起而攻之，将入侵者杀得片甲不留。

📖 病原体：有突破口，入侵！

身体外面的世界处处都有看不见的微生物，一些有害的细菌、真菌或病毒会以各种传播方式来到人体表面，伺机进入我们体内。鼻腔、口腔和皮肤的防御能力有限，也许我们只是深吸一口气、打了个哈欠或被划出一道伤口，就给了病原体以可乘之机，让它们找到突破口入侵到我们的身体中。

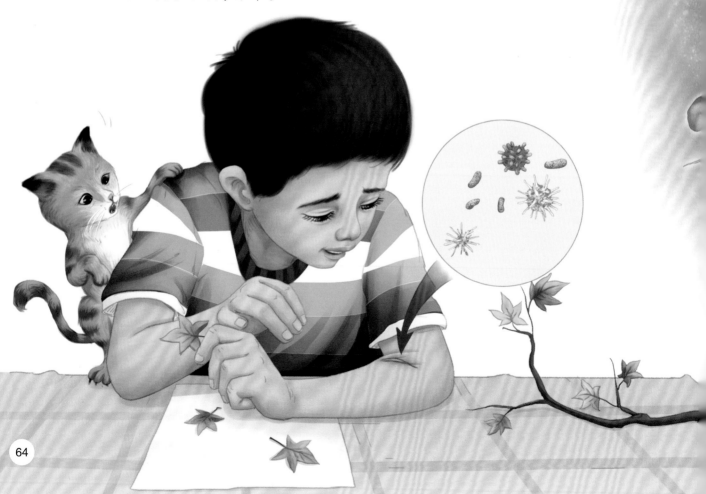

细胞已被感染，快报警！

一旦病原体进入人体内，它们就会以极快的速度增殖，并感染我们的细胞，引发红肿、疼痛、发热等炎症。被感染的细胞会立即报警，让免疫细胞顷刻出动。

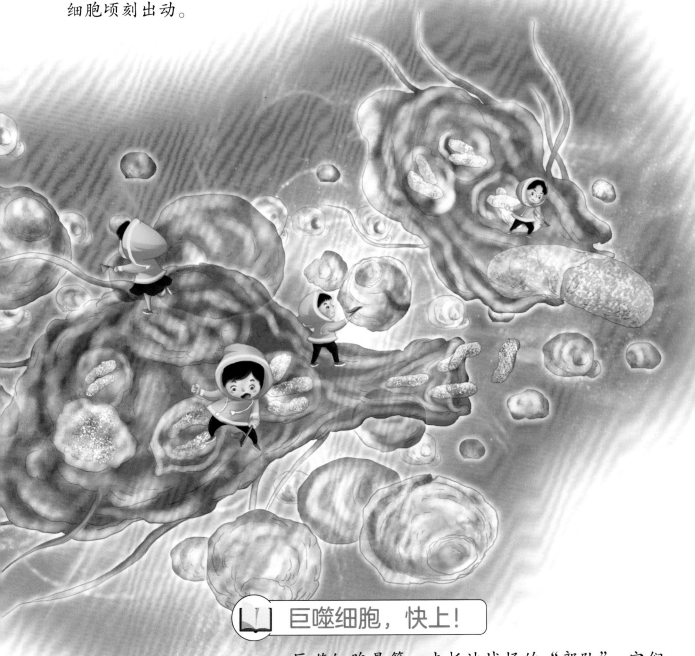

巨噬细胞，快上！

巨噬细胞是第一支抵达战场的"部队"，它们具有吞噬病原体的能力，并能用体内的酶把吞噬的病原体分解成一段段名叫"抗原"的片段。抗原片段显示在巨噬细胞的表面，淋巴细胞中的T细胞就能知道被吞噬的是什么样的病菌。

不分敌我的中性粒细胞

如果战况不佳，巨噬细胞还能通过释放信使蛋白召唤援军。来自白细胞的中性粒细胞随即赶往战场，它们有着极强的杀伤力，会在吞噬病菌的同时令一些无辜的健康细胞遭殃。因此在吞噬数十个病菌后，中性粒细胞会自己解体，以免造成更大的灾祸。

全面出击

巨噬细胞上的抗原就像锁孔，与钥匙T细胞相遇后，巨噬细胞就会立刻释放淋巴因子激活T细胞，让T细胞向整个免疫系统发出敌军入侵的警报。免疫系统会立刻派出T细胞这一特种部队，让它们在锁定、消灭被感染细胞的同时，去兵工厂激活B细胞，让B细胞生产对抗病菌的抗体。

尝尝抗体的滋味吧

抗体是一种特殊的蛋白质武器，可以锁定病原体并与之结合，让病原体失去致病性，并且更容易被巨噬细胞发现。这之后病菌节节败退，溃不成军，在各"部队"齐心协力下，免疫系统又一次保卫了我们的身体健康。

被感染的细胞

T细胞

B细胞

T细胞

B细胞

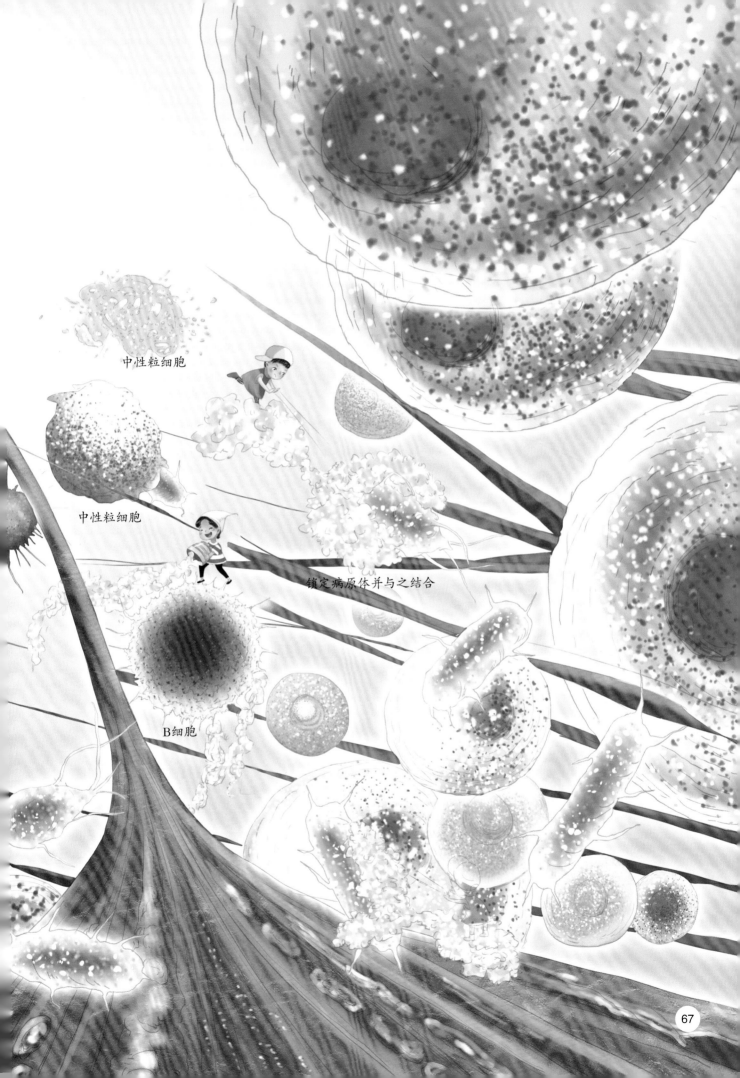

中性粒细胞

中性粒细胞

B细胞

锁定病原体并与之结合

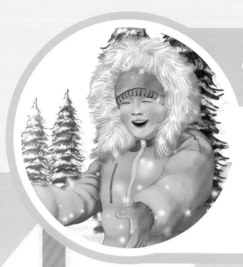

体温恒定的秘密

无论是烈日炎炎的夏天，还是寒风肆虐的冬天，人体的正常体温基本都保持在37℃左右。难道我们的体内存在什么调节体温的神秘装置？它们又是如何让体温保持恒定的呢？一起来看看吧！

📖 没有燃料怎么行！

如果人体是供热系统，那么美味诱人的食物就是燃料。从食物进入口腔开始，它在人体发生的一系列消化反应都可以释放能量。这些能量除了维持我们的日常活动外，还会让我们浑身感觉暖乎乎的。

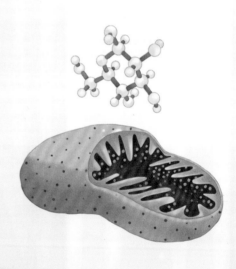

📖 小火炉烧起来了！

循环的血液为人体细胞源源不断地输送氧气。有了氧气相助，细胞中的线粒体马上化身为"小火炉"，开始分解葡萄糖，释放能量，产生热量。

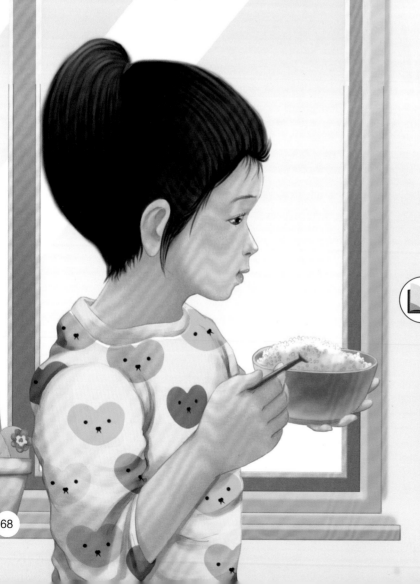

体温监测器

　　我们的大脑里有一个"恒温器"——下丘脑，倘若体温有什么异常，它就会使出浑身解数向身体各个部门发出信号，想方设法让体温回到正常值。

　　周围环境过热时，人体会通过加快呼吸、出汗等小妙招降温。

　　周围环境过冷时，人体会通过打寒战、起鸡皮疙瘩等方式产生更多热量。

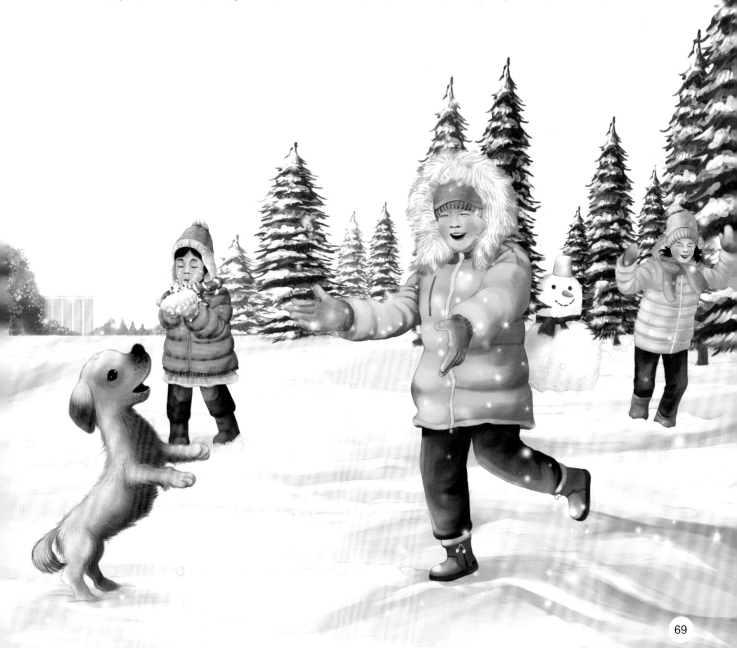

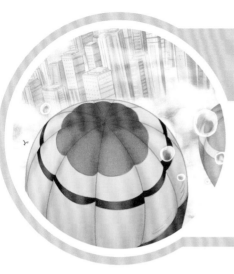

睡眠与梦

做梦是一种正常的生理现象。当夜幕降临，我们进入睡眠状态后，有时就会做一些或贴近现实或光怪陆离的梦。

做梦了

很多人都好奇，我们的梦是怎么来的。其实很简单，我们进入睡眠后，大部分脑细胞会随之下班休息。但有一些脑细胞会坚守岗位，继续加班，并根据我们的思想和记忆，生成独特的梦境。所以，"日有所思，夜有所梦"还是有一定道理的。

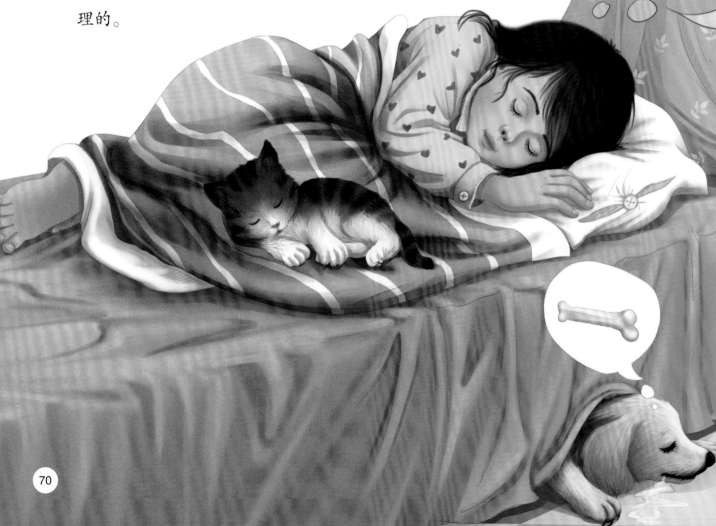

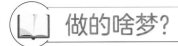 **做的啥梦?**

　　人体在进入深度睡眠后，就会开始做梦，一晚通常会做3～5个梦呢。但是梦是琐碎的、凌乱的，如同精神空间里的云朵般容易消散。而且人在做梦的时候，负责记忆的海马区没有完全把梦境储存起来。因此我们所做的梦，在醒来后往往都记不住。

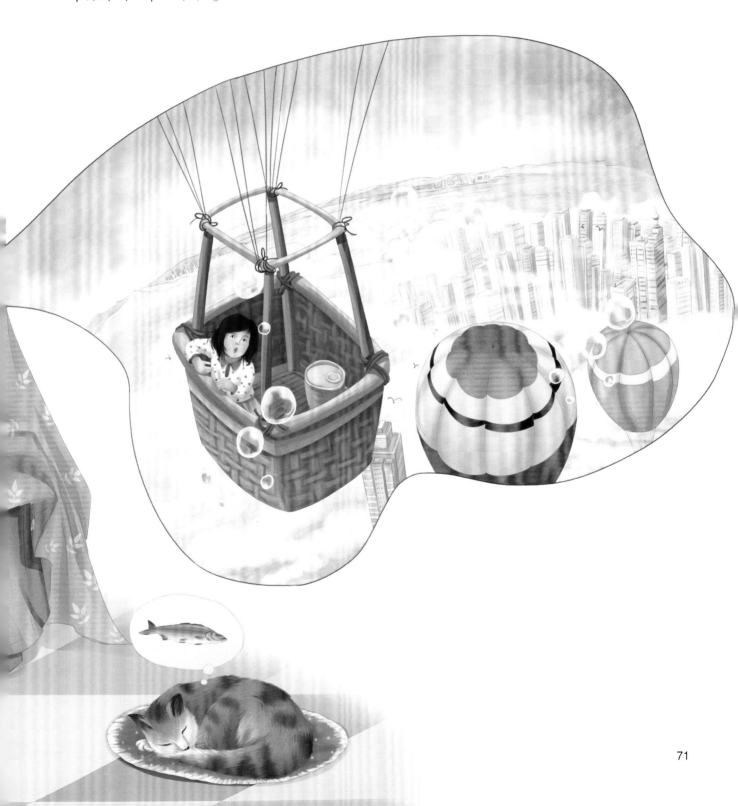

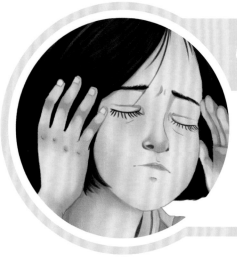

情绪变化之谜

当我们的情绪发生变化，身体也会随之做出反应：欢喜时，喜笑颜开；悲伤时，泪流满面；生气时，横眉立目……这是为什么呢？

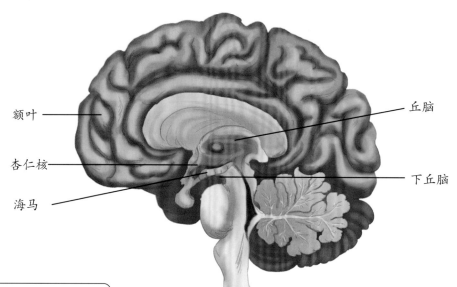

额叶 —

杏仁核—

海马 —

— 丘脑

— 下丘脑

大脑情绪控制区示意图

情绪：来自大脑

大脑是人体最重要的器官之一，研究表明，我们的情绪是由大脑控制产生的。其中，与情绪密切相关的两个重要部位分别是额叶和包括丘脑、下丘脑、海马、杏仁核在内的边缘系统。

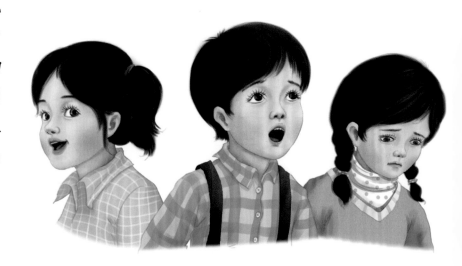

天生就有的情绪？

　　情绪其实是很复杂的概念，如果细致划分，足足有几十上百种呢！但其中绝大部分情绪，是我们在后天成长过程中才接触并学习到的。人类真正先天就有的情绪只有那么几种，包括喜悦、悲伤、恐惧、愤怒等。

情绪与健康

　　很多研究结果表明，情绪与人体健康存在着千丝万缕的联系。如果一个人经常暴躁、易怒，那么他患上高血压的概率就会比其他人要高；如果一个人长期情绪紊乱、精神紧张，那么他很可能会患上紧张性头疼等疾病。所以，为了健康着想，我们一定要保持好心情。

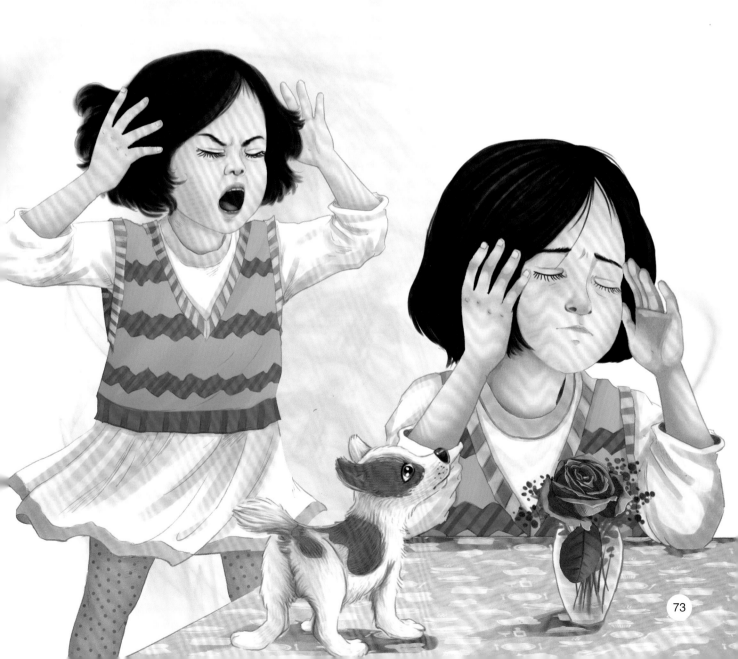

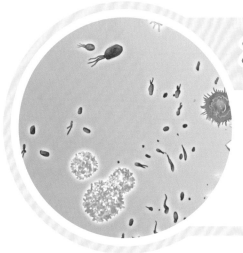

微生物在人体

微生物帝国的疆域十分辽阔，不仅包括了我们生活的地球外部环境，就连我们的身体，严格来讲，也在它们的统治之下。

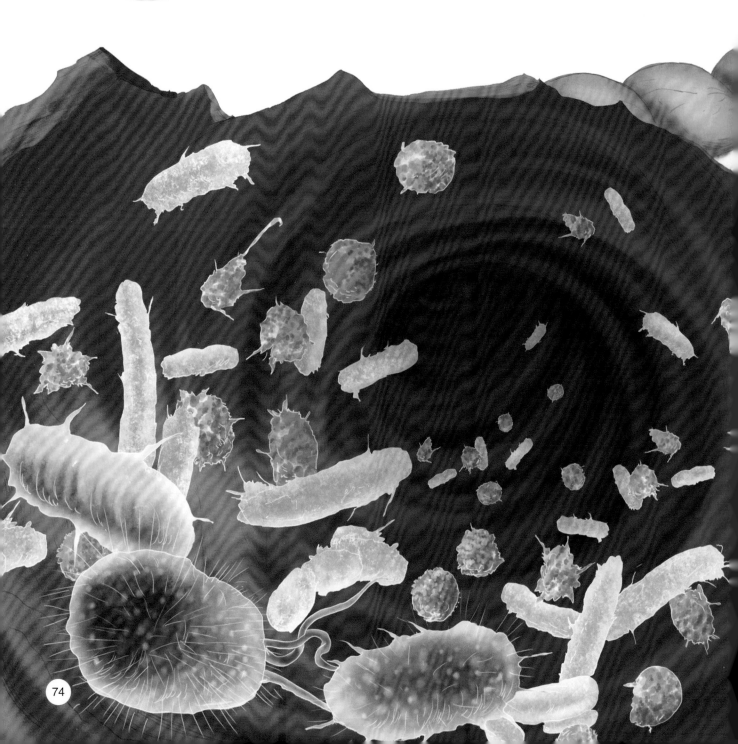

遍布全身的微生物

你知道吗？我们身体里的微生物数以万亿计，比人体细胞都多很多。这些小家伙遍布我们的肺部、肠道、鼻子以及皮肤等地方，几乎无处不在。

肠道：微生物大都市

人体的微生物分布不均，其中聚集微生物最多的地方是肠道。如果把人体比作一个微生物国，那么肠道就是这个国家最大的城市。这些微生物不仅能促进人体新陈代谢，还可以合成诸多身体必需的物质，和人的健康息息相关。

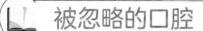

被忽略的口腔

除了肠道，我们的口腔也是重要的微生物聚集地，在这里生活的微生物种类成百上千。值得一提的是，如果我们不注意口腔卫生，导致微生物秩序失衡的话，那么很容易患上包括口腔感染在内的疾病。

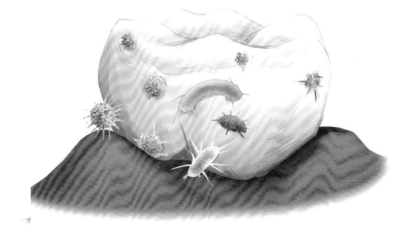

还是"好人"多！

人体寄居着大量微生物，在这些微生物里，大部分是对人体无害，甚至有益的。它们种类繁多，有的可以帮人体消化食物，合成人体必需的营养物质；有的能调节免疫系统，准确识别致病菌；有的能协助人体分泌各种物质，刺激神经系统……

一小撮"坏蛋"

除了对人体有益的微生物，剩下那一小撮自然是有害的啦！不过，严格来讲，真正能引起疾病的"坏蛋"，即使在有害微生物里也只是极个别，比如幽门螺杆菌、某些血清型大肠杆菌等。

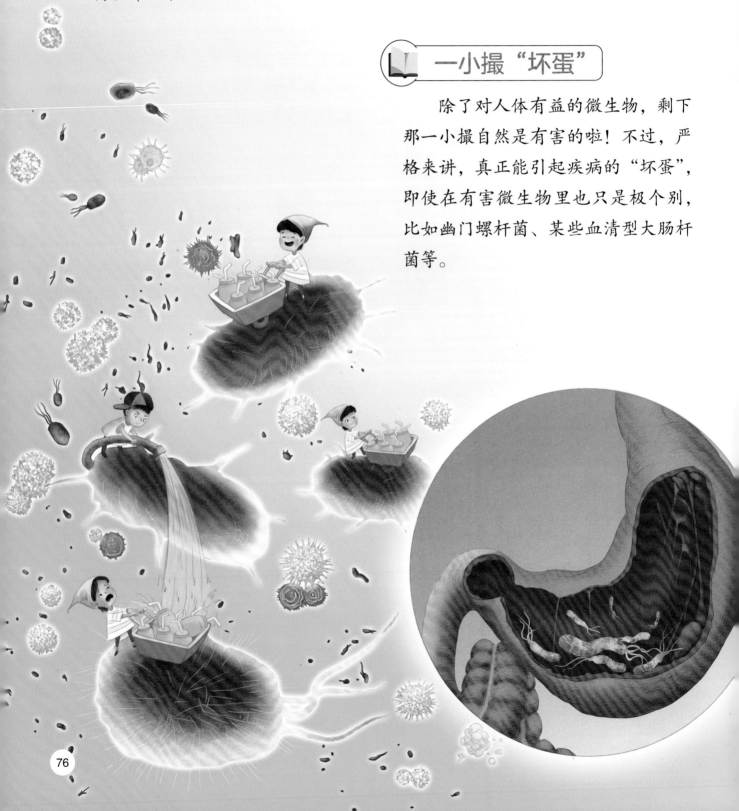